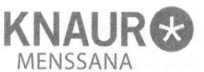

Über den Autor:

Der Yoga-Lehrer Mark Whitwell lebt in den USA und in Neuseeland und lehrt seit über 20 Jahren überall auf der Welt. Sein Hauptanliegen gilt einem individuell zugeschnittenen Yoga, den jeder nach seinen Möglichkeiten in sein Leben integrieren kann. Zusätzlich vermittelt er authentisch das weitgehend geheim gehaltene Wissen aus dem Tantra-Yoga. Mark Whitwell ist Autor mehrerer erfolgreicher Bücher.

www. heartofyoga.com

www.thepromise.com

Mark Whitwell

DAS 7-MINUTEN-VERSPRECHEN

Eine einfache Yoga-Meditation
für mehr Liebe, Sex
und Intimität

Aus dem Englischen
von Horst Kappen

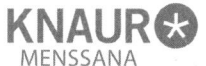

Die amerikanische Originalausgabe erschien 2012
unter dem Titel »The Promise of Love, Sex and Intimacy« bei
Atria Books, a Division of Simon & Schuster, Inc., New York, USA.

Besuchen Sie uns im Internet:
www.knaur.de
Alle Titel aus dem Bereich MensSana finden Sie
im Internet unter: www.mens-sana.de

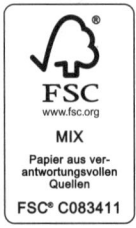

Deutsche Erstausgabe Mai 2015
© 2012 Mark Whitwell
Für die deutschsprachige Ausgabe:
© 2015 Knaur Taschenbuch
Ein Unternehmen der Droemerschen Verlagsanstalt
Th. Knaur Nachf. GmbH & Co. KG, München
Alle Rechte vorbehalten. Das Werk darf – auch teilweise –
nur mit Genehmigung des Verlags wiedergegeben werden.
Redaktion: Horst Kappen
Umschlaggestaltung: ZERO Werbeagentur, München
Umschlagabbildung: Gettyimages / Fanatic Studio
Gestaltung und Satz: Sandra Hacke
Druck und Bindung: CPI books GmbH, Leck
ISBN 978-3-426-87699-2

2   4   5   3   1

Dieses Buch ist Ihnen und Ihrer Einzigartigkeit gewidmet.
Es gibt Ihnen ein Versprechen, das Sie bereits in Ihrem Herzen
tragen und das Ihnen all das eröffnet, was Ihnen jemals gefehlt oder
vorgeschwebt hat. Sie selbst sind diese höchste Intelligenz, Schönheit
und Harmonie des Lebens, mit dem Sie gänzlich eins und von dem Sie
dennoch eine einmalige Ausdrucksform sind. Die Natur kennt keine
Kopien, sondern ausschließlich »Unikate«, und es gibt
niemanden im Universum, der Ihnen auch nur im Entferntesten gliche.
Ihr Leben funktioniert auf einmalige und intelligente Weise.
Niemand braucht Ihnen diese besondere Intelligenz zu geben und
niemand kann sie Ihnen nehmen. Was ich Ihnen zu bieten habe,
ist daher nichts weiter als ein praktisches Mittel, das Ihnen im Alltag
den Zugang zu dem Wunder erlaubt, das Sie sind. Das ist mein
Versprechen an Sie.

Inhalt

Vorwort
Weisheit & Authentizität

Mark Whitwell ist eine Ausnahmeerscheinung in der Yogawelt, die in Indien und im Westen so stark von Äußerlichkeiten bestimmt wird. Mark, der lange sehr erfolgreich in der IT-Welt unterwegs war, hat nun alle Förmlichkeiten hinter sich gelassen. Wenn er zu lehren beginnt, sieht und spürt man vor allem den Menschen. Einen Menschen mit einem großen Herzens-Anliegen. Sein tiefstes Anliegen ist, das Wissen des Yoga zu möglichst vielen Menschen zu bringen, damit sie verstehen lernen, in welch unvorstellbar großem Maß sie ihr Leben selbstwirksam gestalten können.

In den Industriestaaten wie USA, Japan und Deutschland, in denen er unterrichtet, nehmen Angststörungen, depressive Verstimmungen, Erschöpfungssyndrome und die Folgen zunehmender Entfremdung vom eigenen Körper, verbunden mit dem mangelnden Gefühl, überhaupt lebendig zu sein, seit Jahren dramatisch zu.

Nachdem sich herausgestellt hat, dass Yoga und Meditation oft viel nachhaltiger (und nebenwirkungsärmer) helfen als die meisten Medikamente, bieten nun auch die meisten psychosomatischen Kliniken Kurse dieser Art an. Die Unterstützung, die die Menschen in diesen Kursen erfahren, beruht auf mehreren Säulen:

- der Synchronisation von Atem und Bewegung. Sie fördert Achtsamkeit, fokussiert und balanciert die Funktionen des vegetativen Nervensystems aus;
- dem bewussten und aktiven Einüben von Entspannung;
- der Beschäftigung mit Grundgedanken der Yogaphilosophie;
- der Beschäftigung mit Konzepten und inneren Bildern, die den Geist stabilisieren, ihn beruhigen und erfreuen.

Auf diesen Säulen basiert auch das Unterrichtskonzept von Mark Whitwell. In vielen Fallbeispielen macht er deutlich, wie das innige *In-Verbindung-Kommen mit Atem und Bewegung* den Menschen hilft, sich endlich wieder zu spüren, zu lernen, achtsam und fürsorglich mit sich umzugehen, und wieder zu ihrem ureigensten Rhythmus zurückzufinden.

Mark Whitwell macht uns immer wieder deutlich, dass es im Yoga (ausnahmsweise) mal nicht darum geht, einer bestimmten, von außen vorgegebenen Form zu genügen, sondern vielmehr darum, uns an dem, was wir tun, zu erfreuen. Dabei erschafft er in seinem Unterricht *eine überwältigende Atmosphäre von Freundlichkeit und Friedlichkeit,* in der die Übenden ganz von alleine beginnen, all das loszulassen, womit sie sich sonst *selbst* unter Druck zu setzen pflegen: ihren Perfektionismus, ihre Erwartungen, ihr Gefühl, dass das, was sie tun, ja sowieso niemals genug sein wird.

Mark zeigt uns, dass eine Yogapraxis so natürlich sein kann wie Duschen oder Zähneputzen, und hilft uns dadurch, uns von unseren obsessiven Mustern (»ich müsste …«, »ich sollte …«) zu lösen. Und Mark Whitwell *entspannt die Menschen,* die mit ihm üben, schon allein dadurch, dass er ihnen immer wieder sagt, dass es völlig ausreicht, wenn sie jeden Tag nur 7 Minuten üben. Das aber regelmäßig und mit Freude!

Ebenso wie in diesem Buch kommt auch in seinem Unterricht die *Yoga-Philosophie* eher beiläufig daher – immer gut eingebettet in alltägliche Beispiele, in denen sich fast jede und jeder Übende mühelos wiedererkennen kann. Dadurch hält er die Schwelle ganz niedrig und erlaubt es jedem Menschen – unabhängig von seinem Bildungsniveau – zu erkennen, dass ihm die Konzepte der uralten Weisheitslehren des Yoga wirklich etwas für die Bewältigung des Alltags zu bieten haben. Er sagt: »Alles ist schon da. Die Texte der Yogaphilosophie sind nur wie ein Seil, das uns zugeworfen wird, um uns aus dem Loch herauszuhelfen, in das wir uns selbst – bedingt durch die anerzogenen Funktionsweisen unseres Geistes – hineinmanövriert haben.«

Mark Whitwell arbeitet sehr bewusst mit *heilsamen inneren Bildern*. Immer wieder beschwört er in seinem Unterricht, dass wir allein dadurch, dass wir leben, schon der *wunder-vollen*, nährenden und äußerst intelligenten Kraft des Lebens verbunden sind.

Wir sind Teilhabende am Wunder des Lebens.

Wir sind Ausdruck des Lebens.

Wir *sind* das Leben!

Daran kann kein Zweifel bestehen. Sobald wir beginnen, in uns hinein zu lauschen, erfahren wir das Leben, das wir sind. Und wir lernen zu erkennen, wie fein abgestimmt es sich um uns sorgt: mit den Kräften der Homöostase (Ausgleich der Kräfte, Temperatur, Säure/Basen etc. in einem lebendigen System) und der Autopoiesis (der Kraft, mit der lebendige Systeme sich zeitlebens aus sich selbst heraus immer wieder neu erschaffen).

Dieses Leben, in das wir mit jedem Atemzug eingebunden sind, nährt uns und kümmert sich um uns. Mark nennt es so: »Das Leben liebt dich! Es nährt dich, es beschenkt dich unaufhörlich, es ist immer für dich da.«

»Hör auf zu suchen! Fang an zu leben! Das Leben ist schon der Schatz, den du suchst!«

Zu erkennen, dass alles schon da ist, dass das Leben uns schon alles gegeben hat, was wir brauchen, kann eine tiefe innere Zufriedenheit und Ruhe schaffen. Es ist das Ende des Getriebenseins in dem ständigen Wunsch, »etwas aus uns zu machen« oder uns selbst körperlich, mental und sogar spirituell immer weiter zu optimieren.

Mark sagt: »Die Vorstellung, etwas werden zu müssen, ist die Verleugnung all dessen, was du jetzt schon bist!«

Mark Whitwell macht uns deutlich, wie überaus wichtig es ist, dass wir erkennen lernen, welche inneren Einstellungen unser Denken und Handeln lenken und welche Glaubenssätze über uns selbst und die Welt wir verinnerlicht haben. Und dass wir alle diese Einstellungen und Sichtweisen verändern können!

Mark Whitwell ist ein Mensch und Yogalehrer, der inspiriert und der uns Mut macht. Seine Botschaft und seine Lehren kommen von Herzen, und er möchte unsere Herzen ansprechen.

Deswegen wagt er sich auch an das noch immer heikle Thema Sex. Wenn wir genau darauf achten, werden wir feststellen, dass es Mark vor allem darum geht, dass wir Menschen wieder beginnen, uns selbst zu lieben und – wie er es nennt – mit uns selbst intim zu werden. »Intimität« als deutsche Übersetzung des von ihm so häufig benutzten englischen Begriffs »intimacy« (= Nähe) wird dabei zum Ausdruck einer allumfassenden Nähe, die zutiefst durchdrungen ist von Wohlwollen, Vertrauen und der Möglichkeit, sich zu öffnen und dem Leben und der Liebe hinzugeben. Und das ist es, was wir wirklich ersehnen und brauchen.

Seine Worte zu Liebe, Hingabe, Sex und Intimität sind aufrüttelnd, denn sie legen sicher für viele von uns den Finger in die Wunde. Aber ohne diese Herzens-Qualitäten werden unsere Beziehungen weiter erkalten, auch die zu uns selbst.

Deswegen gilt mein tiefer Dank dem Yoga- und Herzens-Lehrer Mark Whitwell. Er hat mein Leben reicher gemacht, denn er hat mich in Verbindung gebracht mit all dem Reichtum, den mein Dasein schon immer in sich birgt. Und er hat mir Mut gemacht, diesen Reichtum freigiebig zu teilen.

OM – purnam adaha purnamidam / purnate purnam udacyate /
purnasya purnam adaya / purnam eva vashishyate

Fülle hier – Fülle dort.
Nimm von der Fülle – nähre die Fülle.
Die Fülle bleibt immer die Fülle.
(Isha Upanishad)

Anna Trökes, November 2014

Einführung

Was Sie wirklich brauchen, ist kein geheimes Wissen, sondern eine praktische Übung, die Ihnen erlaubt, mitten im Lärm und Chaos Ihres Lebens Ihre Richtung zu finden, und die Sie zu der Quelle des Friedens und der Kraft führt, die in Ihrem eigenen Inneren liegt.

Wir mögen die angesagtesten Smartphones unser eigen nennen, uns den neuesten Anti-Aging-Schönheitsprozeduren unterziehen und eine gewaltige Auswahl an Pillen haben, um mit ihrer Hilfe dem Chaos unseres modernen Lebensstils zu trotzen. Wir mögen mit großem Ernst einem religiösen oder spirituellen Weg folgen oder auch eine atheistische oder agnostische Weltanschauung vertreten. Dennoch leiden wir darunter, dass wir inmitten dieser hektischen Welt die Verbindung mit der leisen Wahrheit verloren haben, die uns allen unsichtbar die Richtung weist. Was wir tatsächlich brauchen, ist etwas, das kraftvoller und unmittelbarer ist: Liebe, Intimität und Sex.

Wenn wir Liebe erfahren, geben wir diese Liebe unvermeidlich an die Menschen, die uns umgeben, weiter. Es ist, als hätten wir reichlich Nahrung und Geld, um all unsere Bedürfnisse zu befriedigen: und dann ist es nur natürlich, mit anderen teilen zu wollen. Erfahren wir aber Mangel, verschließen wir uns und gehen mit unserer Suche nach Antworten in die Irre. Anstatt Liebe, Sex und Intimität zu ihrer Richtschnur zu machen, unterliegen viele von uns einem sozialen Druck, der sie dazu anhält, verführerischer, reicher, schöner, smarter zu sein. Wir sitzen der Vorstellung auf, dass unser Glück davon abhängt, den Traumkörper, das Traumhaus, den Traumjob und -partner, die Traumfamilie, das Traumbankkonto und so weiter zu haben. Dann wäre alles in bester Ordnung, oder?

In unserer auf Konkurrenz angelegten Gesellschaft ist es schwer, sich diesen Ideen und Erwartungen zu entziehen. Viele von uns verausgaben, überarbeiten und verschulden sich, um diesen Vorgaben gerecht zu werden, und stecken dabei in angespannten Paarbeziehungen oder sind vergeblich auf der Suche nach einer Partnerschaft. An irgendeiner Stelle ist uns das Konzept von »Glück« und »Erfolg« aus dem Ruder gelaufen, so dass wir uns mit ihm nur weiter entfernen von dem, was unsere Sehnsucht tatsächlich stillen würde.

Für viele Menschen bot die New-Age-Bewegung andere Lösungsansätze, Alternativen zur wachsenden Unzufriedenheit mit materialistischen Lebenskonzepten. Aber auch daraus kann sich für uns ein Streben nach unerreichbaren Idealen ableiten. Sich auf einem spirituellen Weg zu befinden setzt voraus, noch nicht angekommen zu sein. Die Suche nach irgendeiner Form von »Erleuchtung« kann uns übersehen lassen, dass wir alles, was wir benötigen, direkt vor uns haben. Sie sind bereits lebendiger, atmender, vollkommener Ausdruck des Lebens. Sie müssen sich das nicht erst erarbeiten – weil Sie es bereits *sind!*

Das Ironische daran ist, dass die spirituelle Suche unsere Fähigkeit, diese Wahrheit zu erkennen, eintrübt. So etwas wie Erleuchtung gibt es nicht. Sie ist eine Erfindung, die wir uns vom Charme und der Überredungskraft sogenannter spiritueller Meister haben andrehen lassen. Es gibt nur das Leben selbst, die Wirklichkeit selbst, die unser Herz schlagen, uns Atem holen und Sex haben lässt. Geben Sie es also auf, »im Hier und Jetzt« sein zu wollen – denn da *sind* Sie schon! Die Fülle, Intelligenz, Schönheit und das Wunder des Lebens sind bereits vorhanden.

Glück entsteht, wenn Sie sich in die Wirklichkeit Ihres natürlichen Seins hinein entspannen. Mit dieser intimen Teilhabe an Ihrem eigenen Leben machen Sie sich selbst und allen Menschen um sich herum das größte Geschenk und sind für Ihre Kinder und Ihr Umfeld das beste Vorbild.

Die *Promise Practice* – die Übung, die ein Versprechen sowohl gibt als auch erwartet – wird Ihnen dabei helfen, diese tiefe Wahrheit zu erkennen. Und was noch wichtiger ist, sie bietet Ihnen das praktische Mittel, um sie am eigenen Leib zu erfahren. Das war meine Absicht beim Schreiben dieses Buches. Es ist eine praktisch orientierte, freimütige Anleitung zum Leben: das Selbsthilfebuch, das alle Selbsthilfebücher überflüssig macht, das Kompendium und die Allzweck-Gebrauchsanleitung für alles, wovon Sie jemals beseelt waren oder sein werden. Die Übung, wie sie auf diesen Seiten vorgestellt wird, entstammt zeitloser Weisheit, die nicht allein das grundlegende Wissen, sondern auch die konkreten Schritte vermittelt, um Ihre wahren Bedürfnisse und Sehnsüchte zu erfüllen. Folgen Sie also Ihrer *In-Spiration*[1], atmen Sie ein – das ist die sanfte Botschaft in dieser unsanften Zeit.

Ein kurzer Überblick

Der erste Teil des Buches macht Sie mit den philosophischen Hintergründen der Übung vertraut und berührt die Frage, warum Intimität eine ebenso zentrale Bedeutung für uns besitzt, wie sie der Atem für unseren Körper hat. Wir gehen der Frage nach, wie wir die Verbindung mit der höchsten Intelligenz, die das Leben ist, verloren haben, und welche Auswirkungen die etablierten Kirchen, die philosophischen Ansätze des New Age und die Popkultur sowohl auf unser Selbstgefühl als auch auf unsere Kontaktfähigkeit hatten. Es sind dieselben Einflüsse, die auch die negativen und überzogenen Vorstellungen von Sexualität aufrechterhalten haben. Dieser erste Abschnitt soll Ihnen dabei helfen, Ihre Sexualität zu

---

1 lat. inspiratio: »Eingebung«, »Erleuchtung« von spirare: »hauchen«, »atmen« (Anm. d. Red.)

erforschen, Ihre Glaubenssätze zu überprüfen und dabei zu erwägen, in welchem Maß Sie aus diesen Glaubenssätzen für sich Kraft und Unterstützung ziehen können. Sie verdienen es, ein kraftvolles, von Intimität und Liebe erfülltes Leben zu führen – und das ist etwas, das ganz und gar in Ihrer Reichweite liegt.

Der zweite Teil des Buches macht Sie mit ein paar einfachen Übungen bekannt, in denen es um die Koordination von Atem und Bewegung geht. Diese kurzen und sehr wohltuenden Übungen erlauben Ihnen, mit dem Lebensquell selbst und allen Lebensbezügen in Verbindung zu kommen, eine Verbindung, die für Sie über den Atem, die Bewegung und durch Sex spürbar wird. Sie erfahren darüber Geborgenheit, Erholung und Heilung. Indem Sie diese Übungen in Ihr Leben integrieren, bringen Sie einen Prozess in Gang, der nicht nur unmittelbar lohnend ist, sondern Ihnen auch auf Dauer und in zunehmendem Maß – in sichtbarer oder unsichtbarer Form – zum Wohl gereichen wird.

Damit sie wirksam wird, erfordert die Übung die Energie und den Einsatz zweier Personen: das sind Sie und ich. Meine Bitte an Sie ist, zu versprechen, die *Promise Practice* in Ihren Alltag aufzunehmen, aber nicht zwanghaft, sondern auf möglichst gelassene und natürliche Weise. Ob am Morgen oder am Abend, nehmen Sie sich nicht weniger als sieben Minuten dafür Zeit, und bleiben Sie vierzig Tage lang dabei. Sie können bei der Lektüre dieses Buches irgendeine Stelle als Startpunkt wählen, und natürlich steht es Ihnen frei, sich dessen verschiedene Abschnitte in beliebiger Reihenfolge vorzunehmen.

Die Gegenleistung für Ihr Versprechen ist mein Versprechen an Sie, dass die Macht, die in Ihnen lebt und atmet, mit der Zeit in Ihnen zum Ausdruck kommen wird. Sie werden die Wirklichkeit des Lebens spüren, die sich in Ihnen, *als* Sie offenbart, und ein tiefes Gefühl von Authentizität auf jeder Ebene Ihres Lebens erfahren, sei es Liebe, Sex, Gesundheit, kulturelles Engagement oder religiöse Inspiration. Unwesentliches wird von selbst fortfallen, und Sie werden erleben, wie Sie mit einer gewissen Eleganz und Selbstverständlichkeit in Ihre Kraft kommen. Über das Medium Ihres Leibes und Ihres Atems wird Intimität sich auf wunderbare und aufregende Weise in Ihr ganzes Leben und Ihre menschlichen Bindungen verweben.

Das verspreche ich Ihnen.

Mark Whitwell, Los Angeles, 2012

TEIL I

DAS VERSPRECHEN

1. Worin besteht das Versprechen?

Das Leben ist keine schreckliche Angelegenheit, nicht ein einziges Drama aus Angst, Verzweiflung, Krankheit und Tod, sondern ein ewiger, unverlierbarer Strom der Fürsorge. Wir brauchen uns nicht einmal darum zu bemühen, weil es stets ganz und gar gegeben ist. Sie sind vollkommen geliebt und behütet.

Eines Nachts, es war vor etwa vierzig Jahren, als ich, Tausende von Meilen von meiner Heimat im Südpazifik entfernt, auf dem Dach eines Hauses stand, verspürte ich plötzlich etwas Wunderbares und Erhabenes: ein spontan einsetzendes Gefühl tiefen Wohlbefindens, des Glücks und der Liebe. Ich fühlte mich vollkommen getragen, mein ganzer Körper war eins mit der Natur und allen Wesen um mich herum.

Was hatte dieses Gefühl des Wunderbaren bewirkt? Es gab dafür keinen äußeren Anlass: kein Mädchen, keine Drogen, kein Schlag von Swami Allwissendananda mit einer Pfauenfeder auf den Kopf. Und dennoch: Da stand ich unter dem Vollmond und einem Himmel aus unzähligen Sternen, im Gefühl seliger Lebendigkeit, als mir die Wahrheit einer höchst einfachen Erkenntnis aufging. »Dieser Körper liebt seinen Atem«, flüsterte ich zu den Grillen in die Nacht. So wie ein Mann Gott liebt, eine Frau einen Mann, die Biene den Nektar. »Diese Ausatmung liebt vollkommen die Einatmung«, sagte ich laut. »Und es ist so einfach!«

Bevor ich zu dieser Erkenntnis gelangte, war ich, auf der Suche nach Antworten im Außen, viele, viele Meilen gereist. In Neuseeland aufgewachsen und dort in einer christlichen Einrichtung zur Schule gegangen, hatte ich die üblichen Entwicklungskrisen eines westlich geprägten Teenagers durchgemacht und wusste, dass es noch etwas Besseres geben musste, als das, was uns die Gesellschaft zu jener Zeit auftischte. Die Generation unserer Eltern hatte den zweiten Weltkrieg gewonnen, uns Redefreiheit gegeben und ein freies Leben ermöglicht, wofür ich zutiefst dankbar war. Aber ich konnte ein Gefühl nicht loswerden, das mir in den Knochen saß: dass es noch mehr geben musste als den Erwerbsgeist, den ich um mich herum wahrnahm, und ein Schulsystem, das uns lediglich auf die Universität vorbereiten sollte. Und so begab ich mich auf Weltreise, um innerhalb der großen Geistestraditionen, von denen ich gehört und über die ich gelesen hatte, nach irgendeiner Form von Weisheit zu suchen.

Nachdem ich auf dem indischen Subkontinent angekommen war, versuchte ich die Meister der alten Überlieferungen ausfindig zu machen. Damals gab es weder Internet noch Bücher über ihre Lehren, und so war ich bei meiner Recherche auf eine Mischung aus Intuition und Zufallsfunden angewiesen. Was ich als Erstes herausfand, war, dass die »spirituelle Lebensführung« dort unten ein umfangreiches Gewerbe darstellte. In der Regel wurden die Weisheitslehren, nach denen ich suchte, nur gegen Entgelt geboten. »In Ordnung«, sagte ich mir, »schließlich muss jeder von irgendetwas leben.« Aber mit der Zeit fand ich heraus, dass den meisten dieser »heiligen Männer« mehr am Geschäft als am Wohlergehen derer gelegen war, die zu ihnen kamen, um sich unterweisen zu lassen – und das galt für die einheimischen Wahrheitssucher nicht weniger als für diejenigen aus dem Westen. Unter all dem spirituellen Tand, der auf den Märkten feilgeboten wurde, fand ich wenig Brauchbares. Es galt Tonnen von Sand zu durchsieben, bevor ich ein paar Goldkörnchen entdeckte. Aber die minutiöse Suche lohnte sich. Ich traf auf eine Handvoll von Lehrern, die von dem spirituellen Marktgeschrei ebenso abgestoßen waren wie ich.

Allen voran ein Mann, der nicht nur mein Lehrer, sondern auch mein Freund wurde. Und er war es auch, der mir sagte, der wahre Lehrer sei »nicht mehr und nicht weniger als ein Freund«. Letzten

Endes sei gar keine Unterweisung nötig, meinte er, denn das Universum wisse genau, was es mit jedem einzelnen Menschen vorhabe.

»Ich habe nichts zu lehren«, sagte dieser außergewöhnliche Mann. »Ich habe der Menschheit keine Botschaft zu geben.«

»Als ob das *keine* Lehre wäre!«, dachte ich.

»Die ganze Welt wurde von der Idee der Erleuchtung verführt«, sagte er weiter.

Mit einem Schlag hatte er den Bann gebrochen, die Täuschung aufgelöst, in der mich meine Weisheitssuche gefangen hielt. Ich war entschlossen herauszufinden, was *wirklich* vor sich ging, was funktionierte und was nicht. Wo lag der Schlüssel? Welche war die entscheidende Information, die ich benötigte – und mit mir die Welt? Ich war verführt von der Idee, dass es möglich war, anhaltendes Glück zu erreichen, und das war es, wonach ich suchte – mit einem Wort: Erleuchtung! Und nun hörte ich diesen Mann mit großer Bestimmtheit sagen, dass die Suche nach Erleuchtung selbst das Problem sei, weil durch die Suche ja vorausgesetzt war, vom Gesuchten getrennt zu sein.

»Hör auf zu suchen und fange an zu leben«, sagte er zu mir. »Die ganze Vorstellung, etwas *werden* zu müssen, ist die Verleugnung dessen, was du bist.«

Im Anschluss an diese Worte zeigte er mir eine Körperübung, die er jeden Tag praktizierte. Außerdem erwähnte er einen Begriff, den ich bis dahin mit einer Abfolge akrobatischer Positionen in Verbindung gebracht hatte, die man in einem Gymnastikanzug oder einem Lendenschurz auf einer Gummimatte vollführt. Seine Übung dagegen bestand schlicht in der Teilhabe an der Bewegung der Ursprungs-Wirklichkeit über den Körper und den Atem. (Mit Ursprungs-Wirklichkeit meine ich die Kraft im Universum, die alles bewegt.) Es ging ihm nicht um irgendeinen abstrakten Begriff von Erleuchtung, sondern um die Entdeckung der Innerlichkeit von Leib, Atem und Bewegung. Gemeinsam mit mir führte er seine Bewegungen und Atemzüge auf dem Boden aus, um mir einen Weg zu zeigen, der zur Teilhabe am Leben führt anstatt zum Versuch seiner Manipulation durch körperliche oder geistige Verrenkungen. Seine Übung führte er ohne jede Anspannung oder Anstrengung vor.

Als ich ihm zusah, wurde mir klar, dass die Unterweisungen in Bezug auf Körperstellungen und Meditation, denen ich ansonsten begegnet war, etwas Forciertes an sich hatten und einer Vergewaltigung der menschlichen Natur gleichkamen. Mit Nachdruck vertrat er die Ansicht, dass die meisten Lehrer nur am Geschäft interessiert seien. Da mich dieses Gefühl auch schon beschlichen hatte, war ich von seiner »Nicht-Lehre« umso mehr angetan. Dieser Mann vertrat unerschütterlich die Meinung, dass die Wahrheit weder käuflich noch *ver*käuflich sei. Wahrheit war für ihn nicht der Besitz Einzelner, sondern gehörte jedem und allem. Weil sie unverlierbar sei, könne sie auch nicht aufgefunden werden – und schon in der Tatsache, nach ihr zu suchen, sei fälschlich ihre Abwesenheit vorausgesetzt. Vielmehr ist die Wahrheit uns wesenhaft innewohnend und von ständiger Präsenz in unserem uns von Geburt an mitgegebenen natürlichen Sein.

Demnach liegt in der Suche nach Wahrheit schon das Problem. Alles, was wir im Leben zu tun haben, ist, an ihm teilzuhaben. »Mache aus meinen Worten keine Lehre und aus mir keinen jener Lehrer, die die Leichtgläubigkeit der Menschen ausnutzen, um sie auf die Suche nach etwas zu schicken, das sie nie verloren haben«, sagte er, wenn er diesen Punkt besonders betonen wollte. Er lehnte es ab, andere seine Worte in Büchern drucken und mit Urheberrechten ausstatten zu lassen, damit sie Umsatz damit machen und den Leuten das Geld aus der Tasche ziehen. Manchmal brachte ich ihm gegenüber mein Erstaunen über eine besonders verblüffende Aussage zum Ausdruck und fügte meinen Wunsch hinzu, die Welt an dem, was er mich lehrte, Anteil haben zu lassen. Aber dann scherzte er nur: »Sag den Leuten nicht, dass du diese Dinge von mir hast. Sag ihnen, dass es deine eigenen Worte sind, und du wirst eine Menge Geld damit verdienen.« Bei anderer Gelegenheit sagte er: »Du selbst zu sein erfordert außerordentliche Intelligenz, und du bist mit dieser Intelligenz gesegnet. Niemand kann sie dir geben, und niemand kann sie dir nehmen.«

Nachdem ich viel Zeit, Geld und auch nicht wenig von meinem Glauben an die Menschheit verloren hatte, fand ich schließlich einen spirituellen Meister, dem ich vertrauen konnte. »Jetzt«, sagte dieser Mann, »beginnt für dich das Leben.«

Ich fing sofort damit an, diese Übung zu einem wesentlichen Bestandteil meines Tagesablaufs zu machen. Es war nicht schwierig und verlangte nur wenig Zeit und Mühe. Innerhalb von nur etwa zwanzig Minuten hatte ich gelernt, meinen Atem mit der Bewegung meines gesamten Körpers zu verbinden. Zu Anfang war ich mir nicht sicher, ob ich es richtig machte und ob wirklich etwas dabei herauskommen würde. Es gab dabei kein schweißtreibendes Workout, keinen hochgejagten Puls, keine angespannten und aufgepumpten Muskeln. Dennoch habe ich, indem ich diese einfache Übung auf ganz natürliche und zwanglose Weise täglich ausführte, mit der Zeit etwas erfahren, das mir niemals zuvor bewusst geworden war: die innige Verbindung meines Körpers mit meinem Atem.

Dieses Gefühl der Innigkeit erwachte nun vollständig in mir, als ich auf jenem Hausdach unter dem Vollmond stand und meine Liebe zum Leben spürte. Mein Lehrer (den ich als solchen betrachtete, auch wenn er selbst es nicht tat) hatte die Urweisheit der alten Welt an mich weitergereicht – in Form einer körperlichen Übung, die fast in Vergessenheit geraten und verlorengegangen war. Mir wurde klar, dass es sich um eine Art von Nabelschnur handelte, die mich nicht nur mit meinem eigenen Inneren verband, sondern ebenso mit der Außenwelt. Die intime Verbindung zwischen dem

Körper und seinem Atem eröffnet spürbar den Zugang zu jeder Art inniger Verbindung mit unserem natürlichen Sein, einschließlich der absoluten Quelle, aus der die ganze Schöpfung sich speist und erneuert.

Am folgenden Tag sprach ich meinen Lehrer auf mein Erlebnis auf dem Dach an. »Ich glaube, ich habe das Geheimnis entdeckt«, sagte ich. »Es ist der durch den ganzen Körper sich bewegende Atem. Es ist die Teilhabe des ganzen Körpers am Atem.«

»Ja«, antwortete er. »Aber ich wollte, dass du es für dich selbst herausfindest und nicht bloß als eine weitere Tatsache, die sich auf abstrakte Weise lernen lässt, von mir übernimmst.«

Indem ich dieses Buch schreibe, reiche ich diese uralte Übung an Sie weiter, und möchte, dass *Sie* sie genauso für sich entdecken, wie ich es für mich tat: indem Sie sie praktizieren und sich selbst das *Versprechen* geben, täglich eine Übung auszuführen, die ich auch Ihr »Sieben-Minuten-Wunder« nenne; denn mehr ist nicht nötig, um die Innerlichkeit Ihres Lebens zu bereichern – nicht mehr, aber auch nicht weniger als sieben Minuten an jedem Tag.

Der Abstieg vom Berg der Verkündung: die Weitergabe

In dem Versprechen, das ich mit diesem Buch in Ihre Hände lege, offenbare ich wirklich alles. Ich behalte nichts zurück, sondern gebe an Sie weiter, was ich selbst von anderen lernen durfte. Nachdem ich Jahre damit zugebracht habe, die Weisheit meiner Meister zu erlernen, habe ich noch viel mehr Jahre darauf verwandt, daraus die Essenz zu ziehen und sie in eine Form zu gießen, durch die sie für die Menschen im Westen – und ebenso aus dem Osten – alltagstauglich würde. Ich ging zurück nach Neuseeland. Als Hochschullehrer und Sohn eines engagierten Geschichtsprofessors wusste ich, dass ich die Gabe zum Lernen und zur Weitergabe des Gelernten an andere hatte. Später wurde ich Telekommunikations-Guru und Berater im Bereich der Informationstechnologie, und plötzlich wurde mir klar, dass nun die Möglichkeit bestand, dieses Juwel innerster menschlicher Weisheit in die ganze Welt zu tragen. Es war möglich, sie mit Lichtgeschwindigkeit an jeden einzelnen Menschen als Seelennahrung weiterzugeben – und zwar von jenem Tag an.

Das Versprechen, das ich Ihnen in diesem Buch gebe, ist das *missing link*, das fehlende Verbindungsglied. Es ist ein Destillat aus jener archaischen Weisheit des Körpers, die mir meine Lehrer vermittelten. Es stellt das praktische Mittel dar, das Ihnen erlaubt, die Erhabenheit Ihrer »Inspiration« und all Ihrer Sehnsüchte zu erkennen. Während diese Wahrheit in den Grundzügen religiöser Lehren stets vorhanden war, geriet sie in den Verkehrungen, Verdrehungen und Machtkämpfen abstrakter Glaubenssysteme in Vergessenheit.

Was aber *ist* genau die von mir entdeckte Wahrheit? *Dass die innige Verbindung mit allen normalen Gegebenheiten den Ursprung aller Vorkommnisse offenbart, weil der Ursprung und das »Sichtbare« eines sind.* Das ist die große Verkündung aller spirituellen Überlieferungen. Oder in einfacheren Worten ausgedrückt: Schöpfer und Schöpfung sind wirklich eines. Was wir um uns herum sehen und in uns erleben, ist identisch mit dem Ursprung allen Lebens. Zwischen beidem besteht keine Verschiedenheit. Wenn das wahr ist, dann folgt daraus, dass die innige Verbindung mit dem Gewöhnlichen vollständig und zureichend ist und uns alles offenbart, was wir wissen müssen. Diese Einsicht – und ihre *praktische Ausübung* – ist das, was ich mit dem *Versprechen* meine. Das *Versprechen* ist keine Religion, sondern ein praktisches Mittel, um den Ursprung aller Wahrheit zu erkennen.

Ich bin zurück von meinem Gang auf den heiligen Berg, von

meinen Begegnungen mit den verborgenen Meistern, und habe für das, was ich dort von ihnen empfing, einen Vermittlungsweg gefunden, um es an Sie in dieser prägnanten, leicht fassbaren Formel weiterzugeben.

Und es funktioniert! Nehmen Sie die Pille und Sie werden sich großartig fühlen. Es ist von logischer, geradezu mathematischer Klarheit: $2 + 2 = 4$. In der Schule hatten wir gewissenhafte Lehrer, die darauf bestanden, dass wir rechnen, lesen und schreiben und denken lernten. Sie nahmen sich unserer freundschaftlich an und hätten uns niemals ohne dieses kostbare Wissensgut aus der Schule entlassen. Aber niemals lehrten sie uns, was zu wissen uns am meisten nottat, denn niemand hatte sie jemals mit diesem Wissen für schwere Zeiten beschenkt, so dass sie es an uns hätten weitergeben können.

Dennoch erfahren Sie es jetzt von mir. Es wird Sie in all Ihren Bestrebungen unterstützen, und es ist von universaler Gültigkeit für alle Kulturen, Nationalitäten, Glaubensrichtungen, Weltanschauungen und die Menschen auf der ganzen Welt. Und das ist beileibe keine Übertreibung. Wenn Sie mir versprechen, diese einfachen Atem- und Körperübungen täglich sieben Minuten lang auszuführen, dann verspreche ich Ihnen ein »wunder-volles«, ein *der Wunder volles* Resultat, das Ihnen dazu verhelfen wird, Ihre kühnsten Träume mit Leben zu erfüllen. Liebe, Glück, Sex und Intimität jeglicher Art werden sich einstellen, einschließlich des geheimen Quells der Zivilisation und der Fülle allen Lebens.

Warum sieben Minuten?

Die Übung, die ich Sie auszuführen bitte, Ihr »Sieben-Minuten-Wunder«, ist eine wohltuende und belebende Körperübung, die Sie natürlich auch über diese Zeitspanne hinaus ausdehnen können. Aber diese sieben Minuten sind das Minimum an Zeit, das Sie aufbringen sollten, um in den Genuss der vielen in diesem Buch beschriebenen Vorzüge der Übung zu kommen.

Auf die sieben Minuten kam ich einfach über das Versuch-und-Irrtum-Verfahren. Ich ermunterte meine Freunde, *zwanzig* Minuten zu üben, aber sie blieben niemals dabei. Oder taten es für eine Weile und gaben es dann auf. Oder übten exzessiv für eine Stunde und gaben dann ebenfalls auf, als der Reiz des Neuen verflogen war. Ich verkürzte dann die Zeitspanne auf fünfzehn Minuten. Das war noch immer zu lang. Dann auf zehn Minuten. Auch dazu fehlte ihnen noch die Zeit, zumindest behaupteten sie es. Als ich dann eines Tages während einer Konferenzpause mit einer Freundin vor dem Operngebäude in Sydney saß, fragte ich sie: »Würdest du diese Übung *sieben* Minuten täglich machen?«

Es folgte eine lange, bedeutungsschwangere Pause, in der die Welt stillzustehen schien. Dem Gesichtsausdruck meiner Freundin konnte ich entnehmen, dass sie über die vorgeschlagenen sieben Minuten nachdachte und keinen triftigen Grund fand abzulehnen. Ich wartete, und schließlich sagte sie mit einem leisen Lächeln: »Das ist zu machen! Ich halte mich dran. Versprochen.«

Der Himmel nahm eine goldene Färbung an, und unter Blitz und Donner schien sich das Universum zu öffnen, oder wenigstens kam es mir in meiner Begeisterung so vor. In diesem Augenblick wusste ich, dass sieben Minuten das richtige Maß für meine Zeitforderung waren. Meine Freundin in Sydney war für mich der lebendige Beweis: Sie war *froh* über diese sieben Minuten täglichen Übens und konnte sie problemlos in ihren ausgefüllten Alltag integrieren. Und das tat sie auch. Sie hatte sich selbst ein Versprechen gegeben, das sie halten konnte.

Noch in derselben Woche entwickelte ich ein iPhone-App namens *iPromise,* mit dem die Nutzer die *Promise Practice* nun gewissermaßen selbst in der Hand hatten. Außerdem begann ich sofort damit, das »Sieben-Minuten-Wunder« in Kursen weiterzugeben. Bereitwillig gaben die Teilnehmer ihr Versprechen, als ob die Sieben tatsächlich eine magische Zahl wäre. Und diejenigen unter ihnen, die es hielten (und erfreulicherweise war das bei den meisten der Fall), haben damit ausgesprochen positive Erfahrungen gemacht.

Von einigen dieser persönlichen Erfahrungen wird im Laufe dieses Buches zu berichten sein. Die Übungen selbst werden anhand einfacher Anleitungen im zweiten Teil des Buches beschrieben. Am Ende des Buches finden Sie außerdem Internetadressen mit Videosequenzen und Apps, anhand deren Sie die Übung, wenn Sie wollen, schon jetzt erlernen können. Ich möchte es Ihnen sogar nahelegen, weil die Lektüre des Buches durch die praktische Erfahrung beträchtlich an Tiefe gewinnt.

Sieben Minuten am Tag. Und wenn Sie mindestens vierzig Tage lang dabeibleiben, verspreche ich Ihnen: Sie legen damit den Grundstein für eine positive Gewohnheit, die nicht nur Ihr eigenes Leben bereichern wird, sondern das aller Menschen in Ihrem Umfeld.

2. Atmung und Innerlichkeit

Die alten Meister verstanden unter einer wirkungsvollen Leibesübung nicht nur ein Mittel der Ertüchtigung, sondern sie galt ihnen als spirituelle Lebensform, die auf der intuitiven Einsicht beruht, dass alles Geschehen unaufhörlich der einen nährenden Quelle entspringt.

Wie nah ist Ihrem Körper Ihr Atem? Wie sehr brauchen Ihr Atem und Ihr Körper einander? Versuchen Sie einmal, ein paar Minuten nicht zu atmen, und Sie werden es schnell herausfinden!

Ihr Körper liebt seinen Atem. Trotzdem ist die Atmung keine so einfache Sache, wie es den Anschein hat. Bei vielen Menschen unterscheidet sich die Einatmung qualitativ von der Ausatmung. Die meiste Zeit über sind unsere Atemzüge kurz und flach. Ein flacher Atem bringt weder dem Körper Ruhe und Erholung, noch aktiviert er in Körper und Psyche die männlichen und weiblichen Anteile, die in uns allen nebeneinander bestehen. Muskelbepackte Männer zum Beispiel haben kaum Probleme mit der *Ausatmung,* weil es dabei um Kraft geht. Dafür gelingt ihnen die *Einatmung* weniger gut. Die Einatmung setzt Empfänglichkeit voraus, und häufig haben gerade körperlich starke Menschen Schwierigkeiten damit, offen und aufnahmebereit zu sein.

Bill: Den Atem erwarten

In Neuseeland arbeitete ich einmal mit einem Polizisten namens Bill, dem die Einatmung nicht besonders gut gelang, weil er, als das kraftstrotzende Muskelpaket, das er war, sie zu sehr forcierte. Als ich ihm zeigte, wie er atmen solle, strengte er sich dann auch mächtig an und sog die Luft schnaubend durch die Nasenlöcher ein, ohne sich aber dem Atem *überlassen* zu können. Für die meisten Menschen ist es hilfreich, den Atemrhythmus mit sanften Bewegungen der Arme zu begleiten, aber in Bills Fall half auch das nicht.

Ich erklärte ihm, er solle den Atem durch die Nasenlöcher strömen lassen, ohne diese wie Ansaugöffnungen zu benutzen. Vielmehr sei der Kehlkopf das Steuerungszentrum der Atembewegung, von dem aus der Luftstrom direkt in den oberen Brustraum und den Brustkorb gelenkt werde. Genauso atmen wir im Moment des Einschlafens – obwohl uns dieser Moment natürlich regelmäßig entgeht, weil wir dann ja meistens schon »weg« sind. Ausnahmsweise jedoch erhaschen wir, bevor wir in den Schlaf sinken, diesen wunderbaren Moment, in dem der Körper in seinen tiefen, erholsamen Ganzkörper-Atemmodus verfällt. Eine Vorstellung davon erhalten wir, wenn wir auf den Atem unseres schlafenden Partners oder unserer schlafenden Partnerin lauschen. Oder denken Sie an die Atemgeräusche von Darth Vader aus *Star Wars:* die Atmung, um die es hier geht, wäre davon sozusagen die Softversion.

Nachdem ich Bill dazu gebracht hatte, auf diese Weise hörbar zu atmen – was ihm schon nach ein oder zwei Minuten gelang, forderte ich ihn auf, das Geräusch der Ausatmung bei der Einatmung zu reproduzieren – als ein weiteres Mittel, die Polaritäten in sich ins Gleichgewicht zu bringen und die kraftbetonte, »maskuline« Ausatmung mit der empfänglichen, »femininen« Einatmung zu verbinden. Dies ist der Schlüssel zu dem, was ich »empfängliche Stärke« nenne: die Fähigkeit, die männlichen und weiblichen Anteile, die wir alle – gleich welcher sexuellen Orientierung – in uns tragen, zu integrieren. Das dauerte zwar ein bisschen länger, aber mit der Weile gelang Bill auch das, und auf seinem Gesicht erschien ein Lächeln. Was er zuvor für unmöglich hielt oder als esoterisch abtat, konnte er nun am eigenen Leib erfahren. Nachdem auch diese Hürde genommen war, konnten wir damit beginnen, den Atemrhythmus mit der Bewegung der Arme zu koordinieren.

Atemübung

Im weiteren Verlauf werde ich auf die besondere Atemtechnik, die ich mit Bill übte, noch genauer eingehen. Sie können sie aber auch schon jetzt ausprobieren, um ein Gefühl dafür zu bekommen, um was es bei der Sache geht:

Beginnen Sie mit ein paar Atemzügen in einer entspannten Haltung im Sitzen oder Stehen. Wenn Sie einen Stuhl benutzen, dann setzen Sie sich möglichst aufrecht auf den vorderen Teil der Sitzfläche, und stellen Sie die Füße flach auf den Boden. Halten Sie den Mund locker geschlossen und atmen Sie durch die Nase ein und aus. Es geht dabei nicht darum, die Luft durch die Nasenlöcher einzuziehen, als ob Sie an etwas schnuppern würden, sondern den Atemstrom über den hinteren Teil des Rachens zu regulieren. Sagen Sie nun ein stimmloses *Haaaaa!* mit offenem Mund, und zwar sowohl beim Ausatmen als auch beim Einatmen. Nachdem Sie das einige Male geübt haben, versuchen Sie, einen ähnlichen Laut mit einer ähnlichen Empfindung bei geschlossenem Mund zu erzeugen, ohne die Nasenlöcher aktiv zu beteiligen. Sie können auch versuchen, dabei zu summen. Atmen Sie nun auf diese Weise weiter, aber ohne dabei hörbar zu summen. Sie werden einen sanften Luftzug in den Nasenlöchern verspüren, aber die eigentliche Regulation des Luftstroms geht vom Rachen aus.

Einigen Menschen fällt es leicht, andere brauchen ein paar Versuche, bis es ihnen gelingt. Aber mit Übung und Ausdauer wird sich, was Ihnen anfänglich vielleicht ein wenig gezwungen und unnatürlich vorkommt, als ganz selbstverständlich und wohltuend erweisen.

Den Atem auf diese Weise zu lenken bringt viele Vorzüge mit sich. Zunächst bietet Ihnen das Hörbarmachen des Atems etwas, auf das Sie sich konzentrieren können, wenn Ihr Geist abschweift. Das wird im Verlauf jeder Übung einige Male vorkommen und ist ganz normal. Wenn Sie jedoch sorgsam auf den Atem achten, schaffen Sie sich damit einen einfachen und fühlbaren »Umkehrpunkt«, den Sie in den verschiedenen Abschnitten der Übung immer wieder nutzen können, um den Geist zurückzuholen.

Vor allem aber ermöglicht diese Art zu atmen eine tiefe, gleichmäßige und nahezu mühelose Atmung. Sie lernen dadurch, gewissermaßen empfänglicher und Ihres Atems gewahr zu sein, ohne angestrengt so viel Luft wie möglich in die Lungen einzusaugen. Sobald es Ihnen gelingt, auf diese Weise zu atmen, also den Atem über den Kehlkopf anstatt über die Nasenlöcher zu steuern, werden Sie den Unterschied zu Ihrer gewohnten Atemweise hören und fühlen können. Versuchen Sie es mehrfach am Tag für einige Momente, einfach nur um in den Genuss zu kommen, Ihren Atem zu spüren und zu vernehmen. Sie werden sehen, was ich mit *den Atem lieben* meine. Beginnen Sie damit in Momenten der Stille, in denen Sie mit sich allein sind, und weiten Sie die Übung dann auf andere Situationen aus: beim Gehen oder Autofahren und wenn Sie unter Menschen sind, zum Beispiel beim Einkaufen oder in einer Besprechung. (Dabei können Sie die Lautstärke Ihrer Atemgeräusche so vermindern, dass sie für andere praktisch unhörbar werden.) Sie können es auch in einer Situation versuchen, durch die Sie unter leichten Stress geraten. Anstatt sich innerlich vom Geschehen um sich herum zu distanzieren – als sein »Zeuge« oder »Beobachter«, wie es einige Meditationslehrer aus dem Umkreis der »Gewahrseins-« oder »Bewusstheits-« -Lehren empfehlen – entwickeln Sie das Gefühl, geerdet, ruhig und empfänglich zu sein und besser mit der Situation umgehen zu können. Sie sind auf einer intimeren Ebene mit sich und den Menschen um sich herum im Kontakt. Sie sind bei sich, sind »bei« der Situation, erfahren sich als mit ihr verbunden. Sinn Ihres Daseins ist nicht, bloßer Beobachter des Geschehens, sondern eins mit Ihrem Leben und seinen immer neuen Gegebenheiten zu sein.

Später werden wir von dieser Art zu atmen noch ausgiebig Gebrauch machen, aber so bekommen Sie schon einmal einen Vorgeschmack davon. Achten Sie genau auf jeden Widerstand, der sich in Ihnen regt, während Sie sich diese Übung selbst beibringen. Wir sind gesellschaftlich darauf konditioniert, Leistung zu erbringen und Erfolg zu haben, indem wir uns Dinge aneignen, sie *be-greifen*. Man hat uns dazu erzogen, stark zu sein, und es fällt uns schwer, frei zu empfangen. Wenn Sie sich aber selbst die Freiheit geben, sich für diese neue Atemerfahrung im Brustbereich weit zu machen, werden Sie – in Kombination mit den einfachen Bewegungsabfolgen, die ich Ihnen noch zeigen werde – auch offener für die Erfahrung Ihrer eigenen Lebendigkeit und dadurch auch offener für andere Menschen.

Als Bill und ich uns später wiederbegegneten, erzählte er mir begeistert davon, wie viel empfänglicher er seither geworden sei. Zuvor hatte er sich ganz mit seinen Versuchen, sein Leben unter Kontrolle zu bringen, identifiziert und war kaum auf die Bedürfnisse seiner Frau eingegangen. Jetzt fühle er sich so friedlich und entspannt wie schon lange nicht mehr. Das sei ein seltsam vertrautes und dennoch lange verloren geglaubtes Gefühl, etwas, das er aus seiner Jugend kenne, als er noch unbeschwert durch die Felder gestreift sei. Die *Promise Practice* sei daher das Beste, was er jemals für sich selbst und seine Familie getan habe. Er habe darüber ein ganz neues Wohlgefühl mit sich selbst und seiner Frau entwickeln können.

Ein Grund für die Schuldgefühle, die viele Menschen in Bezug auf ihre Sexualität haben, liegt in ihrer Bewertung des Sexualaktes als einer triebhaften Form von Lustbefriedigung. Und das *ist* Sex ja auch auf einer Ebene, ebenso wie Essen und Trinken – Tätigkeiten, mit denen wir im Unterschied zum Sex normalerweise kein schlechtes Gewissen verbinden. Der höchste Genuss des Liebesaktes entsteht aber erst in der Offenheit und Empfänglichkeit gegenüber dem Partner.

Empfängliche Stärke

Ein Mangel an Empfänglichkeit kann sich auch in anderen Bereichen unseres Lebens und unserer Gesundheit auswirken. Wer von frühester Kindheit an dazu erzogen wurde, durchsetzungsfähig und leistungsorientiert zu sein, aber nicht gelernt hat zu empfangen, kann sich, in der Lebensmitte angekommen, auf einmal als unfrei und limitiert erleben. Das westliche Kulturmodell hat uns allen das Erfolgsstreben eingepflanzt, und unsere natürliche Reaktion darauf bestand in einer allmählichen inneren Verhärtung.

Dieses Verhaltensschema jedoch, in jeder Zelle unseres Körpers abgespeichert, schadet uns mehr, als es uns nützt. Es kann unmittelbare Ursache degenerativer Erkrankungen, von Angstzuständen und stressbedingter Depression sein. Ein bemerkenswerter Arzt sagte einmal zu mir: »Es gibt im Grunde nur eine Krankheit, und zwar Stress, der sich als alles Mögliche äußert, angefangen bei der Erkältung bis hin zu Herzerkrankungen.« Stress verursacht ebenfalls Suchtverhalten wie Alkoholismus oder Rauchen und fördert eine ungesunde Ernährungsweise, die ursächlich mit Krebserkrankungen und degenerativen Erkrankungen in Zusammenhang steht. Kämpfen Sie nicht gegen Ihre Gewohnheiten an. Bleiben Sie einfach bei Ihrer *Promise*-Übung, und warten Sie ab, was geschieht. Die Heilkräfte fließen von Natur aus in Ihnen. Stress ist etwas, das wir bewältigen können und von dem wir sogar ein gewisses Maß brauchen, etwas, durch das wir aufleben können – solange er nicht überhandnimmt!

Stärke ohne Empfänglichkeit und ohne Offenheit für die weiblichen Anteile ist keine wirkliche Stärke, sondern etwas sehr Anfälliges und Brüchiges. Wenn wir Stärke entwickeln, ohne dabei empfangen zu können, verschließen wir uns vor dem Leben und schotten uns gegen es ab. Diese Art von Stärke zerstört sich selbst, indem sie in Krankheit abgleitet und das Gefühl auslöst, sich im

Krieg mit dem Leben zu befinden, mit sich selbst und allem anderen. Und natürlich ist Krieg *die* degenerative Krankheit schlechthin.

Die *Promise*-Übung vermag all das zu heilen. Sie ist wie ein lindernder Balsam, dessen Wirkung bei Ihnen selbst zuerst einsetzt, sich dann auf Ihre Familie und soziale Umgebung und von da aus weiter in die Welt hinein erstreckt. So wird letztlich jeder Mensch, mit dem Sie unmittelbar oder mittelbar in Berührung kommen, zum Nutznießer Ihrer Übung.

Ein vielversprechendes Versprechen

Vielleicht liegt unter all dem, was Sie in Ihrem Leben tun, eine Sehnsucht nach etwas Tieferem verborgen, etwas, das Sie der banalen Alltagswelt entreißt und Ihnen das Gefühl gibt, lebendig zu sein. Paradoxerweise unterstellt aber gerade dieses Streben nach mehr, dass Sie *nicht schon haben,* wonach Sie suchen. Es unterstellt, dass der normale Körper, Atem und Sex nicht genug sind, dass Sie weiterhin suchen müssen.

Mit dem Streben nach Erleuchtung ist es ein bisschen wie mit dem Training für die Olympischen Spiele. Um daran erfolgreich teilzunehmen, brauchen Sie ein hohes Maß an Talent, ein brennendes Verlangen, Ihr Ziel zu erreichen, und eine zähe Ausdauer, um tagtäglich Ihr Training zu absolvieren. Viele Menschen, die ein spirituelles Leben anstreben, unterziehen sich dafür ebenso großen Anstrengungen. Sie glauben, dass sie Stunden im Gebet, in der Meditation oder mit anderen Aktivitäten zubringen müssen, und opfern dafür ihr Familienleben und nicht selten ihre Karriere. Sie haben Angst, in ihren Bemühungen zurückzufallen oder alles bisher Erreichte aufs Spiel zu setzen, wenn sie auch nur einen Tag pausieren oder in ihrem Einsatz nachlassen.

Im Gegensatz dazu zahlt sich das *Versprechen* unmittelbar aus. Es ist eine absolut sichere Anlage mit stabilem Zuwachs, und anstatt sich zu verausgaben, häufen Sie mit ihm ein Kapital an. Mit dem, was Sie heute und morgen tun, schaffen Sie die Erträge für die Zukunft – für die kommenden Wochen und Monate und selbst auf Jahre und Jahrzehnte hinaus. Und dazu müssen Sie kein Held sein – auf die häufig damit verbundene Gefahr hin, heroisch zu scheitern.

Jacquie: Innige Verbundenheit statt Erleuchtung

Jacquie wohnt in Belgien, ist Mutter dreier Kinder und bekleidet einen Posten in der diplomatischen Vertretung der Europäischen Union. Ihre Geschichte ist typisch für viele Menschen, die so sehr mit der Suche nach etwas beschäftigt sind, dass ihnen die grundlegenden Dinge des Lebens zu entgleiten drohen.

Bevor ich die *Promise*-Übung erlernte, empfand ich die begehrlichen Blicke meines Partners samt seiner Annäherungsversuche als ein wenig jugendlich unreif, wenn nicht als lästig. Seither hat sich meine Ansicht darüber so dramatisch verändert, dass ich kaum mehr zu sagen weiß, was mich daran eigentlich so ernüchtert hat. Ich will trotzdem versuchen, verständlich zu machen, was damals in mir vorging.

Mehr als zwei Jahrzehnte lang befand ich mich auf der spirituellen Suche, trainierte meinen Geist mit einer unbändigen Leidenschaft, meditierte und las spirituelle Literatur. Ich erlegte mir bei meinen Erleuchtungspraktiken eine Disziplin auf, die ich heute als zwanghaft und konsumorientiert bezeichnen würde. Bei aller Bewusstheit und Einsicht in mein eigenes Verhalten und trotz eines hohen Grades an Achtsamkeit im täglichen Leben erkenne ich nun, was ich alles versäumt habe, und zwar nicht zuletzt ein erfülltes Sexualleben mit meinem Partner.

Nun würde ich nicht so weit gehen zu behaupten, dass meine »Selbstfindungs«-Arbeit mir grundsätzlich die Lust am Sex nahm; allerdings machte sie mir auch nicht gerade welche, egal auf was, ganz zu schweigen von meinem ungestümen und allzeit bereiten Partner. Rückblickend erkenne ich, dass mein geringes Interesse am Sex zum großen Teil an meinem Geist lag, der so damit beschäftigt war, mein Leben zu beobachten, dass ich darüber das Wichtigste im Leben vergaß: nämlich es zu erleben!

Die bewusst im Atemrhythmus ausgeführten Armbewegungen spülen die Beobachterin in mir fort wie eine Meereswelle eine ausgetrocknete, schon halb zerfallene Sandburg. Die Übungsfolge macht mir den Kopf frei, ich werde durch sie aufnahmebereit, zugänglich, ansprechbar, aufgeschlossen. Ich spüre, wie ich dadurch täglich etwas von meinen Gedanken und »Einsichten« loslassen kann, und indem ich mich ihrer entleere, werde ich wieder offen für echten Kontakt: mit mir selbst, mit meinem wunderbaren Partner und unseren drei kleinen Kindern. Ich kann jetzt die Wahrheit des Satzes erkennen: »Erst wenn wir aufhören zu suchen, werden wir durchlässig für unseren natürlichen Seinszustand, der nichts anderes als Liebe ist.« Einfacher lässt es sich wohl kaum ausdrücken. Schließlich sind wir auf dieser Welt, um unser Leben zu genießen.

Der Anstoß:
Lieben Sie Ihren Körper wie sich selbst

Das Leben durchpulst unaufhörlich Ihren Körper, während es in Ihnen eine großartige, aus den verschiedensten Zellen komponierte Symphonie aufführt. Unser Körper ist ein unendlich komplexes Gebilde, auch wenn wir uns selten die Zeit nehmen, um innezuhalten und uns über dieses Wunder der Natur Gedanken zu machen. Und solange alles glattläuft, gehen wir davon aus, dass all diese Zellen auch weiterhin ihre Aufgaben verrichten werden. Auch genau in diesem Augenblick, während Sie diese Zeilen lesen, vollführt Ihr Körper das Wunder, das Ihnen erlaubt zu atmen und zu existieren.

Ob es uns bewusst ist oder nicht: Wir stehen in ständiger Verbindung mit dem Leben, in einem Austausch, der uns unablässig versorgt und erhält. Denken Sie daran, wie Ihr Körper stets im Sinne Ihres höchsten Wohles – wenn auch nicht immer in *Ihrem* Sinne – funktioniert und reagiert. Ihr Körper weiß immer, was am besten für Sie ist. Wenn Sie krank sind, arbeitet er auf Ihre Genesung hin, und wenn Sie ihn gut behandeln, belohnt er Sie mit dem Gefühl vitaler Kraft und Energie.

Sobald Sie sich mit der Tatsache anfreunden, dass Ihrem Körper intuitive Weisheit innewohnt, werden Sie auch erkennen, dass das Leben eine Macht vollkommener Fürsorge ist, der Sie sich ebenso vertrauensvoll überlassen können wie der Gewissheit, dass Ihr Bett Sie in Ihrem Schlaf tragen und die Sonne am Morgen aufgehen wird.

Das Leben bietet unendliche Möglichkeiten, und es ist allein Ihr Geist, der sich einbildet, dass Ihr Potenzial zu ihrer Verwirklichung begrenzt sei. Wenn Sie in den Gedankenkreisen aus Negativität und Zweifel feststecken – die in den meisten Fällen nichts anderes sind als eine Reaktion auf das Leiden in der Welt –, denken Sie vielleicht, dass die Liebe außerhalb Ihrer Reichweite sei. Und manchmal fühlt es sich tatsächlich so an, als ob das Leben ein endloser und aussichtsloser Kampf wäre.

Was Sie dann brauchen, ist ein Anstoß von außen, einen Menschen, der Ihnen ein Seil zuwirft, um Sie daran aus dem Loch herauszuziehen. Die großen Geistestraditionen sind zutiefst vom Wissen darum durchdrungen, dass ein äußerer Einfluss hinzukommen muss, um ein eingefahrenes Muster zu durchbrechen. Es gibt Situationen, in denen wir extremerer Impulse bedürfen, wie eine ernste Bedrohung für unsere Gesundheit, um aus unserer gewohnten Perspektive herauszutreten und zu sehen, was wirklich von Bedeutung ist. Vielleicht bedarf es auch des Einschreitens durch die Familie oder Freunde, um einem nahestehenden Menschen dabei zu helfen, sich mit seinem Suchtverhalten auseinanderzusetzen. Die Hilfe, die wir benötigen, muss dabei keineswegs von drastischer Art sein, sondern kann auch so subtil sein wie die sanfte Anleitung durch einen Freund oder Lehrer.

Nehmen Sie das *Versprechen* als Ihren persönlichen Anstoß und Weckruf, der besagt, dass bei allen Zwängen und Schranken, die uns Gesellschaft, Kultur und Kirche auferlegen, das Leben aus sich selbst schöpft. Die Übung, die ich auf den folgenden Seiten im Einzelnen beschreiben werde, ermöglicht Ihnen, sich von negativen Mustern zu lösen und eine Lebensform zu finden, die Ihnen erlaubt, alle Beschränkungen, die Sie bis dahin behindert und zurückgehalten haben, von sich zu werfen.

Ihre Quelle von Kraft und Frieden

Wenn wir etwas Neues ausprobieren, von dem wir uns persönliche Veränderung und Wandlung versprechen, sei es, dass wir das Rauchen aufgeben oder uns gesünder ernähren wollen, hängt es von mehreren Faktoren ab, ob wir dabei Erfolg haben oder nicht. Der normale Lauf der Dinge ist, dass wir, getragen von der ersten Welle der Begeisterung, alle Welt an unseren neuen Ideen teilhaben lassen, nur um uns einen Monat später in unserer Entschlossenheit erlahmt zu sehen. So wichtig die anfängliche Motivation auch ist, es gilt einen Weg zu finden, den Enthusiasmus in realistische und alltagstaugliche Bahnen zu lenken.

Das Wissen steht in jedem Bücherregal bereit und ist über Millionen von Webseiten und Computern abrufbar. Das Geheimnis liegt aber nicht im Wissen, sondern in der Weisheit Ihres eigenen Lebens, die Ihnen bereits mitgegeben ist. Die Geheimnisse des Universums sind in Ihnen, *als das,* was Sie bereits *sind.* Sie sind aus derselben Substanz und demselben geheimnisvollen Ursprung geformt wie das Universum selbst. Wir alle sind aus Sternen gemacht!

Die verschiedenen Kulturen und spirituellen Traditionen drücken diese Wahrheit in unterschiedlichen Begriffen aus. Einige sprechen von der Buddha-Natur, was bedeutet, dass unser wahres Selbst unter den Schichten einer konditionierten Identität verborgen liegt und auf seine Befreiung wartet. In anderen ist von der Präsenz Gottes in uns allen die Rede. Oder es heißt, die Gefäße des Lichtes seien in Milliarden von Scherben zerbrochen und jeder Mensch empfange von einem dieser Bruchstücke sein Licht.

Keine dieser Vorstellungen bringt ausreichend zum Ausdruck, was mir vorschwebt. Ich möchte es daher so formulieren: Die höchste Intelligenz und Schönheit des Lebens ist in Ihnen wirksam, so *wie Sie schon sind*. Die männlich-weibliche Polarität mit ihrer Fähigkeit, neues Leben zu erschaffen, bis hin zu den Funktionen Ihrer Haut ist von einer unergründlichen Intelligenz, die das Verständnis der Wissenschaft übersteigt. Sie *sind* die nährende Ursprungs-Wirklichkeit selbst. Kein Versuch, um das Wesen der Bewusstheit zu wissen, wird dieses Wissen erlangen. Sie *sind* schon diese Bewusstheit, daher bedarf es keiner Suche, sondern lediglich der Teilhabe an dem, was Ihnen bereits mitgegeben ist.

Weiblich-männliche Polarität: Was ist das eigentlich?

An dieser Stelle möchte ich kurz erläutern, was ich unter der männlich-weiblichen Polarität verstehe und warum sie für die grundlegenden Prinzipien des Sieben-Minuten-Versprechens von wesentlicher Bedeutung ist. Später werde ich auf dieses Thema noch ausführlicher zu sprechen kommen, und zwar im Rahmen eines umfassenderen Konzeptes, der Vereinigung der Gegensätze. Hier aber gilt es zunächst, die wesentlichen Voraussetzungen zu verstehen.

Die Vereinigung der Gegensätze ist das Urprinzip unseres Universums, aus dem heraus alles in Erscheinung tritt, sich erhält und erneuert. In den Nahbetrachtungen der Physik und Biologie erkennen wir Atome, Moleküle und Zellen als die Pole positiver und negativer Energie, zwischen denen gewaltige Anziehungs- und Bindungskräfte wirksam sind. In umgekehrter Richtung sehen wir in den Fernausblicken der Astronomie das große Orchester aus Sonnen und Planeten denselben Anziehungskräften zwischen entgegengesetzten Polen folgen, einander zusammenhaltend in den geheimnisvollen Strukturen bekannter und unbekannter Sternsysteme. In der uns bekannten Welt ist eine Intelligenz, Harmonie und Schönheit am Werk, die unser Fassungsvermögen übersteigt. Es ist dieselbe Intelligenz, die auch im menschlichen Leben wirksam ist – im Herzschlag, im Atem, in der Sexualität –, und es ist diese Anziehung der Gegensätze, die weiblich-männliche Urgleichung des Lebens, der wir alle unser Dasein zu verdanken haben. Sie ist die immer bewegte Grundmacht des Lebens, die nicht nur jeden einzelnen Menschen am Leben erhält, sondern uns auch als Spezies stetig erneuert und vervollkommnet.

Die Qualitäten des weiblichen und männlichen Prinzips sind gegenwärtig in der Wesensnatur aller polaren Gegensätze: als Links und Rechts, Oben und Unten, Hell und Dunkel, Einatmung und Ausatmung. Durch die Teilhabe an der Vereinigung aller alltäglichen Gegensätze können die Qualitäten des Männlichen und Weiblichen als »empfängliche Stärke« im Sozialleben zur Entfaltung kommen. Und was das Erstaunlichste ist: Der Ursprung der Gegensätze – die nährende Macht und Wirkungsweise unseres Universums – teilt sich uns mit. Wir *wissen* um die ewige Macht, die jetzt in unserer menschlichen Form wirksam ist. Sex, als die innigste Vereinigung des weiblichen und männlichen Prinzips, schuf in einem Augenblick Ihre Mutter und Ihren Vater und brachte auch Sie in diese Welt. Sex ist daher kein Hindernis für das Wissen um unseren Ursprung, sondern vielmehr gerade das Mittel, diesen Ursprung zu kennen. Das *Versprechen* zeigt uns in jeder Hinsicht den Weg zur Teilhabe an den polaren Gegensätzen. Es zeigt uns, wie wir der Macht des Lebens und der Sexualität auf höchst positive und »wunder-volle« Weise teilhaftig werden können. Es ist ein kostbares Geschenk, das uns inneren Frieden, Kraft und Sinnerleben beschert.

Es ist dieselbe Kraft, die sowohl in Ihrem Atem selbst liegt als auch in der Kombination von Atem und Bewegung, die das Wesen der *Promise Practice* ausmacht. Die Übung ist nicht als eine kleine Dosis täglicher Realitätsflucht oder als Abkürzung zur Transzendenz gedacht. Sie ist kein Trick, den man in der Abgeschiedenheit seines Zimmers praktiziert, um sich etwas besser zu fühlen; sondern sie ist die Teilhabe an der Ganzheit des Lebens, ist konzipiert als fundiertes Destillat aus allem, was ist: etwas, das sich auf natürliche Weise einstellt, wenn Sie in sich eine Öffnung schaffen und durchlässig werden für den schon in Ihnen liegenden Frieden, das schon in Ihnen liegende Glück. Die Übung ist eher ein Weg der Entspannung als der Aktivität, der Entspannung in das hinein, was das Leben ist. Sie ist ein Katalysator, der Ihr gesamtes Potenzial freisetzt. Stellen Sie sich einen Korken vor, der von einem großen Stein am Grunde eines Sees unten gehalten wird. Wird der Stein zur Seite geräumt, schnellt der Korken von selbst an die Oberfläche. Auf ähnliche Weise beseitigt das *Versprechen* all das, was sich Ihrer Erfahrung von Frieden und Glück entgegenstellt, und erlaubt dieser Erfahrung, Ihr ganzes Sein zu erfüllen. Was immer sich einstellt, wenn Sie sich der Übung verschreiben, sei es subtil oder dramatisch, es ist ganz und gar persönlich. Es ist Ihr Geschenk an sich selbst.

Bob: Weniger ist mehr

Als ich Bob Dolman zum ersten Mal begegnete, hatte er Probleme, sein rastloses und getriebenes Leben in den Griff zu bekommen. Er kam seinen Aufgaben nach, fühlte sich dabei aber von seiner eigentlichen Kraftquelle wie abgeschnitten. Die in diesem Buch beschriebene Übung half ihm dabei, mit seinem innersten Sein in Kontakt zu kommen, ohne darüber seine Arbeit und sein Privatleben zu vernachlässigen.

Wenn ich morgens aufwache, steht der geschäftige Teil meiner selbst schon mit einer To-do-Liste startbereit neben dem Bett, und zweifellos wird aus mir einmal etwas Grandioses, wenn ich immer alle Punkte auf seiner Liste schaffe. Jahrzehntelang habe ich auf diese Weise meinen Tag begonnen. Für gewöhnlich erledige ich das gesamte Pensum, aber vor kurzem habe ich damit begonnen, am Morgen zu atmen und mich zu bewegen, langsam und genüsslich und völlig ziellos. Ich bin wieder mehr in meinem Körper präsent und erlebe ein Körpervertrauen, das mir ein Gefühl der Offenheit und einer angstfreien Gelöstheit beschert. Das heißt, der Panzer, den ich mir im Laufe des Lebens zugelegt habe, beginnt zu bröckeln, und ich bin in der Lage, als Schale in tausend Stücke zu gehen, im Wissen, darüber doch nicht gänzlich auseinanderzufallen.

Vielmehr ist, was uns jenseits des Kontrollverlustes erwartet, nicht Auflösung, sondern Ganzheit, und darauf nach einer so langen Zeit des Zweifelns zu vertrauen ist ein großer und schöner Schritt. Den Rest des Tages tue ich jetzt weniger und erledige dabei doch mehr. Und der grandiose Mensch, der aus mir werden soll – so habe ich gerade vor einer Minute herausgefunden –, sitzt hier die ganze Zeit Ukulele spielend auf der Veranda in der Sonne.

Die *Promise Practice* erlaubt Ihnen, zu entspannen und Ihr Leben zu genießen, während Sie für alles, das Sie umgibt, aufgeschlossen bleiben. Das ist Intimität in ihrer tiefsten Bedeutung. Was aber verstehen wir hier genau unter »Intimität«? Im Zusammenhang mit dem

Versprechen bedeutet Intimität eine gesteigerte Ansprechbarkeit unserer Wahrnehmung und Intelligenz, die sowohl die Sinnesebene als auch die Gefühlsebene umfasst und uns der Leichtigkeit und Wahrheit entgegenführt. Sie kann sexueller oder auch nichtsexueller Natur sein. Zu dieser Art von Intimität gehören sinnliche Erlebnisse wie das Rascheln unter den Schuhsohlen zerbröselnden Kastanienlaubs, der still-kühle Flecken Erde unter dem Ast eines Baumes, der warme Leib der oder des Geliebten, der mit dem eigenen zu einem einzigen Knoten aus Gliedern verschlungen ist.

Cynthia: Zu sich selbst kommen

Eine Frau, die an einem meiner Workshops teilnahm, berichtete von einem eigenartigen Erlebnis. Nachdem sie jahrelang sogenannten spirituellen Praktiken nachgegangen war, einschließlich Meditation, dem Singen von Mantras und diverser Körperübungen, nahm sie die *Promise Practice* auf. »Eines Morgens«, erzählte sie, »nachdem ich die Übung gemacht hatte, fiel mein Blick auf den Schirm meiner Nachttischlampe. Dieser Lampenschirm hatte sich seit vielen Jahren neben meinem Bett auf dem Nachttisch befunden, ohne dass ich ihn je wirklich beachtet hatte. Er war sehr schön. Ich sah jetzt jedes Detail seiner Gestaltung, die Art, wie das Licht verschiedenfarbig durch ihn drang und dem ganzen Raum seinen schlichten, warmen Schein verlieh.«

In Augenblicken wie diesen lieben wir es, am Leben zu sein. Das Hinfinden zur Intimität beginnt im Inneren, der Geist klärt sich, und die Barrieren zwischen uns und all der Schönheit um uns herum fallen fort. Gefangen im Alltagsstress, zwischen den Ansprüchen von Beruf, Familie und privatem Umfeld, fällt es uns oft schwer, innezuhalten, zu entspannen und den Zitronenbaum in seiner Unbeschreiblichkeit zu würdigen. In unserer Konsumgesellschaft mit ihrer Reizüberflutung, unter dem Druck zur sofortigen Bedürfnisbefriedigung und dem Einfluss zu vieler Tassen Kaffees ist unsere natürliche Verfassung nachhaltig korrumpiert worden. Wir brauchen daher ein praktisches Mittel, um sie uns tagtäglich zurückzuerobern.

Dazu ein Erfahrungsbericht, in dem Cynthia erzählt, wie ihr die bewussten Atemzüge und Bewegungen geholfen haben, ihre Angstzustände zu überwinden:

Erst wenn ich einmal nichts tue oder auch nur langsamer mache, merke ich, wie chaotisch mein Geist ist und das, was mich treibt. Ich atme nicht einmal richtig. Ich habe so vieles »zu tun«, dass ich mich in meinem Körper nicht wirklich anwesend fühle. Auch den Geschmack meines Essens nehme ich kaum wahr. Erst bin ich wie besessen aktiv und dann komplett durch den Wind. So ist es mir ziemlich oft ergangen. Ich dachte, das sei normal, auch wenn ich »alles im Griff hatte«. Nach außen hin schien ich glücklich, war erfolgreich, aber in meinem Inneren war ich häufig ängstlich, einsam und deprimiert. Dann begann ich mit dem Atmen, und als ich die *Promise Practice* aufnahm, sah ich, wie anders die Dinge sein konnten. Ich entdeckte in meinem Körper einen Ort, an dem ich wusste, dass alles in Ordnung war – und mehr als das. Ich spürte nicht nur meinen Körper, sondern auch eine Quelle in meinem Inneren, aus der mir Friede und Kraft zuströmte.

Mit Hilfe dieser Übungen werden Sie die unendliche Schönheit der Intimität in ihren alltäglichen Erscheinungsformen erkennen. Sie werden feststellen, dass Sie in ebendiesem Moment alles haben, was Sie brauchen, welcher Art Ihre Lebensumstände auch sein mögen, welcher Arbeit Sie nachgehen, wie viel oder wie wenig Geld Sie verdienen, wie viele Kinder Sie haben oder nicht haben oder welche Erfahrungen Sie in der Vergangenheit auch immer gemacht haben mögen. Jeder von uns ist in der Lage, sich mit seinem Atem zu verbinden und sich in sein natürliches Sein hinein zu entspannen.

3. Hören Sie auf zu suchen und fangen Sie an zu leben

Nach etwas zu suchen setzt voraus, es nicht zu haben. Allein schon die Tatsache, sich auf der Suche zu befinden, bedeutet die Verleugnung der eigenen Wesenswirklichkeit. »Die Welt ist von der Idee der Erleuchtung verführt.« Mit Ihrer Suche leugnen Sie die Wahrheit Ihrer selbst, so wie Sie schon sind, die gegenwärtige Erscheinungsform des Wunders, das das Leben ist – diesen lebendigen, atmenden Ausdruck der Wirklichkeit selbst.

Die Probleme der ersten Welt haben uns an einen Punkt gebracht, an dem es scheint, dass wir einer archaischen Weisheit bedürfen, um zu einer Lösung zu kommen. Nachdem der materialistische Traum in die Realität umgesetzt war, wurde es für viele Menschen verlockend, jenseits dieses Mythos andere Wege der Weltbetrachtung zu erkunden. Im Zuge dieser Entwicklung wurde die sogenannte Erleuchtung als überzeugendes Mittel gegen das Unbehagen an der Substanzlosigkeit unseres materiell orientierten Lebens angepriesen, und die spirituelle Lebenshilfe entwickelte sich in der Folge zu einer Milliardenindustrie. Die Faszination, die heute für viele Menschen von Zen, Yoga, Meditation und einer Unmenge damit vergleichbarer spiritueller Ansätze ausgeht, zeugt von einem echten Verlangen nach Selbsterkenntnis und persönlicher Reifung. Aber die massenhafte Vermarktung des Seelenfriedens ist nicht immer ganz harmlos. Nicht selten geschieht es bei dieser Suche nach einer Befreiung vom Ungemach des modernen Lebens, dass wir uns damit in eine neue Zwangslage manövrieren, die sich nicht sehr von derjenigen unterscheidet, der wir zu entrinnen versuchten.

In Wahrheit geht es den meisten von uns gar nicht so sehr darum, das Leben zu transzendieren, sondern darum, sich des Lebens, das sie schon haben, mehr erfreuen zu können. Unser westlicher Lebensstil ist so sehr auf Arbeit, Leistung und materiellen Erfolg ausgerichtet, dass es immer noch als Luxus gilt, sich für anderes Zeit zu nehmen. Und selbst unsere Gespräche beim Mittagstisch drehen sich oft um die Fragen des täglichen Daseinskampfes. Wonach wir offenbar alle Ausschau halten, ist ein erfüllteres Leben, nach einer Möglichkeit, in uns selbst mehr zur Ruhe zu kommen. Die Frage dabei bleibt: Wie kommen wir dahin?

In vielen Fällen kosten die Lösungen, die sich uns bieten, Geld, was im Zusammenhang mit der spirituellen Suche häufig negative Assoziationen weckt. Betrachten wir Geld aber als einen natürlichen Fluss und Austausch von Energie, erscheint es als ein wesentlicher Bestandteil der nährenden Ursprungs-Wirklichkeit. Wenn Sie ein gesundes Verhältnis zum Geld entwickeln, um mit seiner Hilfe für sich selbst und die Menschen zu sorgen, die Ihnen am Herzen liegen, stellt sich eine natürliche Ökonomie ein. Geld hört auf, ein Objekt der Macht, Habgier oder Angst zu sein. In der Art und Weise, wie Sie es ausgeben, spiegelt sich dann Ihr Wertesystem, das in der Auswahl der Dinge, die Sie damit erwerben, zum Ausdruck kommt, und wenn Sie so vorgehen, haben Sie keinen Grund, sich vor Geld zu fürchten. In einer Bibelstelle, die oft fälschlich zitiert wird als »Denn die Wurzel aller Übel ist das Geld«, ist tatsächlich von der »Habsucht« als »Wurzel aller Übel« die Rede (1 Timotheus, 6, 10). Nicht das Geld an sich ist das Problem, sondern die zwanghafte Fixierung auf das Geld.

Das gestörte Verhältnis zum Geld ist jedoch nur Teil des Problems. Was noch größeres Leiden schafft, ist die Vermarktung des Seelenfriedens. Die großen Weisheitslehren wurden uns »normal Sterblichen« als unmögliche Ideale verkauft. So steht beispielsweise die Idee vom Zustand der Erleuchtung in krassem Gegensatz zum Leben, das die meisten von uns tatsächlich führen. Wir vernehmen da von einer Welt spiritueller Freuden, die uns erwarten soll, während wir in die Routinen eines Alltags eingebunden sind, in dem wir unserer Arbeit nachzugehen oder eine Ausbildung zu absolvieren haben und in dem auch noch Freundschaften gepflegt, die Kinder versorgt sein wollen und der Abwasch zu erledigen ist.

Wie sehr wir uns auch anstrengen, als erleuchtete Beobachter außerhalb des Alltagsgeschehens zu stehen und es von einer objektiven Warte aus zu betrachten: Die Anforderungen der Häuslichkeit nötigen uns dazu, uns auf die Belange der realen Welt einzulassen. Der Abwasch erledigt sich nun einmal nicht von selbst. Gleichwohl gibt es bekannte spirituelle Lehrer, die uns die Alltagsbezüge des Lebens – normale Dinge wie Sex, Familie, Arbeit und soziale Kontakte – als bloße Inhalte eines Gewahrseins-Trainings oder, schlimmer noch, als dessen Verhinderung präsentieren. Darin sehe ich einen Fehler. Diese scheinbar banalen Dinge sind vielmehr selbst das mächtigste Mittel zur Entwicklung von Bewusstheit. Um der Kuriosität willen sei hier der Worte des afroamerikanischen Priesters Reverend Ike gedacht, der gern gegen Religionen wetterte, die ihre Anhänger auf etwas vertrösten, was er ein »Wolkenkuckucksheim« nannte. Er war der Meinung, dass wir die Seligkeit schon hier und jetzt auf der Erde genießen sollten, und auf seine Weise hatte er damit sicher recht.

Es kann passieren, dass wir mit unseren Versuchen, eine höhere Seinsform zu erlangen – das spirituelle Pendant zum Wolkenkuckucksheim –, uns am Ende noch leerer fühlen, vor allem dann, wenn es uns nicht gelingt, den angestrebten Zustand innerer Stille zu erreichen oder aufrechtzuerhalten. Statt Erleuchtung erfahren wir dann das Gefühl der Unzulänglichkeit, und zwar als zwangsläufige Folge eines inneren Widerspruchs. Paradoxerweise führt uns gerade die Suche nach Erleuchtung weiter von ihr fort. Indem wir davon ausgehen, dass Erleuchtung etwas ist, das uns fehlt, verfallen wir dem Glauben, dass es uns an einer wichtigen Voraussetzung mangelt, um wahrhaft glücklich und zufrieden zu sein.

Ganz ähnlich kann es uns mit der Suche nach den Schlüsseln ergehen. Sie wissen, dass sie irgendwo sein müssen, da Sie sie gerade vor zehn Minuten noch hatten. Aber sie liegen weder auf dem Tisch noch auf dem Sofa, noch im Auto. Sie stellen unter Flüchen alles auf den Kopf, bis Ihnen aufgeht: Sie waren die ganze Zeit in Ihrer Tasche! Oder haben Sie schon einmal umsonst nach Ihrer Brille gesucht, bis Sie sie schließlich auf Ihrem Kopf entdeckt haben? Ebenso verblüfft wie erleichtert erkennen Sie: die Suche hat ein Ende! Sie waren zu sehr mit dem Suchen beschäftigt, um zu finden.

Amy Hansen: Innehalten und nach innen hören

Amy ist eine neununddreißigjährige Ärztin, die zur Zeit unserer Begegnung gerade von einem einjährigen Aufenthalt in Alaska zurückgekehrt war, wo sie versucht hatte, »zu sich selbst zu finden«. Wie sie selbst berichtete, hatte sie so viel Zeit und Energie in eine endlose Suche nach Erleuchtung gesteckt, dass sie es fast schon verlernt hatte, mit ihrer Familie oder fremden Menschen, einschließlich potenzieller Liebespartner, persönlichen Kontakt zu halten.

Mir ist es nie besonders gut gelungen, in Partnerschaften Nähe herzustellen, und ich benutzte spirituelle Techniken als Flucht und um mich nicht auf das Leben einlassen zu müssen. Als Kind wurde ich sexuell missbraucht und hatte folglich nicht besonders fürsorgliche Eltern. Ich fühlte mich vollkommen allein gelassen. Und weil ich mich selbst nicht lieben konnte, versuchte ich, mir selbst zu entfliehen.

Vielleicht fürchtete ich mich auch vor mir selbst, vor dem, was in mir war, und suchte deshalb ständig nach Dingen im Außen, an die ich mich klammern konnte, um mich etwas besser zu fühlen. Bei meiner Suche nach »Erleuchtung« glaubte ich, immer noch mehr tun zu müssen, um »irgendwohin« zu kommen. Ich las jedes Buch zum Thema, ging zu jedem Retreat. Ich wollte daran glauben können, dass ich bereits perfekt war, dass mein eigenes Wesen und das jedes Menschen von göttlicher Natur wäre. Aber die überkritische Haltung mir selbst gegenüber blieb. Dann begann ich, die *Promise Practice* zu üben.

Die erste Auswirkung davon war, dass ich mich erstmals wirklich meinem Inneren zuwandte. Ich achtete mehr auf meinen Atem, der für mich auch zum Zentrum meiner Übung wurde. Ich versuchte nicht mehr, mein Leben unter Kontrolle zu bringen, sondern mich bereitzuhalten für das, was das Leben mir von sich aus bot. Ich beschäftigte mich mit kreativen Ausdrucksformen wie Tanz und Gesang, öffnete mich der Welt und all dem, was mich mit ihr verbindet. Zum ersten Mal in meinem Leben konnte ich meine Verletzbarkeit akzeptieren und sogar als etwas Positives erleben. Das Verlangen, mich in meine Höhle zum Meditieren zurückzuziehen, wich dem Bedürfnis, anderen Menschen nahe zu sein. Im Zusammensein mit anderen war ich nicht mehr angespannt oder vom Gefühl beherrscht, dass mich der Umgang mit ihnen erschöpft.

Ich ließ mich in meine Weiblichkeit fallen und brachte damit endlich wieder die Energie in mir zum Fließen, so dass ich mich mit ihr in die Gespräche, meine Arbeit und schließlich auch in meine Beziehung einbringen konnte. Mit der *Promise Practice* hatte ich drei Monate, bevor ich meinen Freund kennenlernte, angefangen, und einen Monat nachdem wir damit begonnen hatten, uns regelmäßig zu sehen, wurde ich schwanger. Und jetzt mit dem Baby in mir erlebe ich mich so intensiv im Kontakt wie nie zuvor.

Mit der neuen Beziehung und der Schwangerschaft komme ich durchaus auch an meine Grenzen, und manchmal falle ich in meine alten Muster zurück. Aber gerade das zeigt mir, wie wichtig es ist, an meinen regelmäßigen Atemübungen festzuhalten. Wenn mich Zukunftsängste plagen, weiß ich jetzt, wie ich mich mit meinem Inneren verbinden und gut für mich selbst sorgen kann. Angst löst in mir nach wie vor das alte Kontrollverhalten aus, aber der innige Kontakt mit mir selbst, den ich über die Übung herstellen kann, löst die innere Anspannung. Auch durch die Schwangerschaft habe ich viel gelernt. Ich betrachte sie jetzt als meine eigentliche Übungsaufgabe, ohne sie von der *Promise Practice* getrennt zu sehen. Mein Partner und ich sind uns einig darin, das Versprechen als die Verpflichtung uns selbst und dem anderen gegenüber aufzufassen, die Verbindung aufrechtzuerhalten. Wir wollen füreinander und für unser Kind da sein. Es hilft mir dabei, meinen Geist zur Ruhe zu bringen, auf das Leben zu hören und darauf, was das Universum uns zu geben hat.

Ursprung und Erscheinung sind eins

Im philosophischen Denken der Religionen der alten Welt ist die Idee einer Ursprungs-Wirklichkeit, die sich als das Universum in seiner Vielgestaltigkeit zeigt, tief verankert. Spätere Kulturen verwandten unter anderem Begriffe wie Jahwe, Allah oder Gott, um diese Ursprungsidee zu benennen. Um diese Idee herum haben sich Weltreligionen geformt, von denen jede auf ihre einzigartige Weise die Einheit von Schöpfertum und Schöpfung zum Ausdruck brachte.

Im Laufe der Zeit jedoch ging die Verbindung mit der anfänglichen Wahrheit verloren. Neue Lehren überredeten die Anhänger des Glaubens dazu, nach dem Ursprung zu *suchen,* als ob er nicht schon in der Substanz aller Dinge vorhanden wäre. Davon war die logische Folge, dass im Versuch, zum allmächtigen Ursprung zu gelangen, die gewöhnliche Realität entweder geleugnet oder als bloßes Mittel zum Zweck betrachtet wurde.

Über Jahrtausende hielt sich dann die Vorstellung von Gott »droben« im Himmel und vom Menschen »hienieden« auf Erden, wo er mühselig sein Dasein zu fristen hat. Eine fieberhafte Suche setzte ein, als ob Wahrheit, Gott oder Ursprung etwas irgendwie Abwesendes sein müssten. Unsere moderne Wahrheitssuche ist infolgedessen eine Gewohnheit, die wir nicht mehr hinterfragen, ein kosmisches Versteckspiel, an dem teilzunehmen für uns alle obligatorisch ist.

Gehen wir stattdessen noch einmal zurück zu der älteren Vorstellung, dass Ursprung und Erscheinung in Wirklichkeit eines sind. Es gibt keinen Unterschied zwischen Geist und Materie. Das wäre so, als wollte man Tag und Nacht voneinander trennen. Aber das eine hat ohne das andere keinen Bestand. Diese Betrachtung kann für uns zum Anlass werden, die ganze Vorstellung von einer Wahrheits*suche* neu zu bewerten. Wenn wir aufhören zu suchen, geben wir uns damit die Chance, auf intime Weise der Wahrheit innezuwerden, des Göttlichen innezuwerden, unserer alltäglichen Lebensumstände innezuwerden, unserer selbst innezuwerden. All das ist ein und dasselbe und uns so leicht erreichbar wie der eigene Atem.

Unsere habituelle Unzufriedenheit und Erwartungshaltung, die getriebene Suche außerhalb unserer selbst können wir dann ein für allemal aufgeben und eröffnen uns damit die Freiheit, in der Wahrheit zu leben, in dem, was ist. Für mich bedeutet das die Wirklichkeit, die stets mit uns ist, in jedem Atemzug, jedem Herzschlag und jeder menschlichen Begegnung.

Und das ist auch schon alles. Sie *sind* bereits in der ursprünglichen Wirklichkeit, sind Teil der beständig weiterströmenden höchsten Intelligenz des Lebens. »Hör auf zu suchen und fang an zu leben!« Spirituell zu leben bedeutet teilzuhaben allein an dem, was ist – und nicht endlos zu suchen. Es bedeutet die innige Verbindung mit Körper und Atem im Hier und Jetzt – und von diesem Ausgangspunkt aus, dieser innigen Verbindung mit sich selbst, gerät jedes andere von Innerlichkeit getragene Tun in Ihre Reichweite. Sie stehen Ihren Lebensumständen nicht mehr mit innerer Distanz gegenüber, sondern entscheiden sich für die innige Verbindung mit der Wirklichkeit in all ihren Einzelheiten. Sie spüren das Leben!

In dem Augenblick, in dem wir unsere Verbindung mit dem Ursprung wiederherstellen, wird unser ganzes Wirken im Außen zum Ausdruck von Glück und Wohlbefinden, anstatt bloß den vergeblichen Versuch darzustellen, Glück und Wohlbefinden zu erlangen. Im Wissen, dass wir nichts anderes benötigen als diese innige Verbindung mit unserer Kraftquelle und inneren Wahrheit, um uns sicher und geborgen zu fühlen, finden wir in uns jetzt auch die Offenheit und Freiheit, mit allem umzugehen, was immer uns begegnet.

Ursprungs-Wirklichkeit

Die folgenden zwei Kernfragen zielen auf die Quintessenz dieser fundamentalen und universellen Wahrheit. Finden Sie zu einem Moment der inneren Stille, lösen Sie sich so gut es geht von allen früheren Annahmen und Assoziationen, und erwägen Sie die Fragen mit einem offenen Geist.

1. Ist das Leben, das Ihr Körper, Herzschlag und Atem ist, von einer höchsten Intelligenz, Schönheit und Harmonie, die das Verständnis der Wissenschaft übersteigt? Ja oder nein?
2. Wenn es so etwas wie einen unsichtbaren Ursprung dieser Intelligenz gibt, kann er dann jemals von seiner Sichtbarkeit und Intelligenz, die Sie sind, getrennt sein? Ja oder nein?

Ich stelle diese Fragen nicht in einem spirituellen Sinn, und sie sollen auch keinen Versuch ontologischer Poesie darstellen. Es handelt sich vielmehr um reine Mathematik, um die pure Logik der Existenz. Denken Sie sich einen Eisberg. Obwohl Sie bloß seine Spitze aus dem Meer herausragen sehen, wissen Sie intuitiv, dass unterhalb der Wasseroberfläche noch weit mehr von ihm liegt. Nicht anders ist es mit dem Ursprung des Lebens. Was Sie in Ihrem Erdenleben *als sich* sehen und erfahren, ist bloß die Spitze des Eisbergs. Und dennoch sind Sie mit dem Ganzen innigst verbunden.

Wenn Sie auf die erste Frage mit ja geantwortet haben, bestätigen Sie damit die Aussage, dass Sie in der Tat eine unendliche, intelligente und schöne Ausdrucksform des Lebens sind. Und wenn Sie auf die zweite Frage mit nein geantwortet haben, stimmen Sie zu, dass Sie unmöglich von dieser Ursprungs-Wirklichkeit getrennt sein können und dass sie zu keiner Zeit in Ihnen abwesend sein kann. Wenn dem so ist, können Sie sich jetzt entspannen: Sie *sind* das Wunder des Lebens!

Die wahre Großartigkeit des Lebens ist nichts, das in einem Wolkenkuckucksheim auf Sie wartet, sondern etwas, das Sie *sind*. Als Sie aus dem Schoß Ihrer Mutter kamen, war Ihre Familie hingerissen von der Begegnung mit diesem Wunder. Woher sind Sie gekommen? Wie konnte das zugehen? Voller Staunen sahen sie Ihnen in die Augen, aus denen ihnen die Unendlichkeit entgegenblickte. Und das ist noch immer wahr, wie viele Jahre seit diesem Moment auch vergangen sein mögen. Sie sind noch immer das große Wunder der Wirklichkeit selbst und am Leben! Wir alle sollten hingerissen davon sein, in diesem Wunder, das unser Leben ist, einander in die Augen zu blicken.

Das Außergewöhnliche ist das Gewöhnliche

Wir alle brauchen menschliche Bindungen. Aber innige Nähe im Miteinander ist nicht möglich, solange wir nicht die innige Verbindung mit unserem eigenen Leben erfahren haben. Der Ausgangspunkt für jede Nähe zu anderen ist die Nähe zu Ihrem eigenen Körper und Atem. Wenn Sie sich im Einklang mit dem Atem auf den Körper einstimmen, entwickeln Sie eine innere Sensibilität und Empfänglichkeit, die Sie umgekehrt auch für fremde Sensibilität und Empfänglichkeit öffnet. Die Übung der im Atemrhythmus ausgeführten Körperbewegung verleiht Ihnen die nötige innere Sensibilität, um enge Bindungen einzugehen. Sie fangen an, Ihre Verbundenheit mit allem, was Sie umgibt, zu spüren, einschließlich der tiefen und absoluten Innerlichkeit des Lebens, die von allem die Grundlage ist.

Um diese Einsicht für sich fruchtbar zu machen, müssen Sie nur mit Ihrer siebenminütigen täglichen Atem- und Bewegungsübung beginnen und so die Lebensenergie in sich zum Fließen bringen. Der aus den Gefühlen des Abgetrenntseins und der Isolation gewobene Schleier wird sich heben und Ihnen den unverhüllten Blick auf das Wunder Ihres natürlichen Seins freigeben. Sie sind bereit, in das wunderbare Abenteuer des Lebens einzutreten.

Jeder kann diese Übungen machen und durch sie zu einem erfüllteren Leben finden. Auf welchem Gebiet immer Ihre Leidenschaften oder Interessen liegen und auf welchem Stand Sie sich dabei auch befinden – ob Sprachen, Religion, Kultur, Kunst oder Wissenschaft: Anstatt Ihnen dafür die Zeit und Energie zu nehmen, wird die *Promise*-Übung Ihnen neue Energie zuführen. Und ob Ihre Passion das Surfen, Musizieren, Kochen oder Coachen ist – durch die Übung werden Sie zu einem geschickteren Surfer, besseren Musiker, kreativeren Koch und erfolgreicheren Coach.

Amanda Harberg:
Die Befreiung des künstlerischen Ausdrucks

Amanda litt unter massiven Muskelverspannungen, die sich negativ auf ihre Karriere als Musikerin auszuwirken begannen. Sowohl beim Komponieren als auch bei öffentlichen Auftritten als Konzertpianistin stand sie unter dem Druck, den hohen technischen und künstlerischen Anforderungen gerecht zu werden, die für sie während ihrer Ausbildung am renommierten Juilliard-Konservatorium in New York zum Maßstab geworden waren. Ständig an die Grenze ihrer technischen Fähigkeiten zu gehen war eine Belastung, unter denen sich die Schmerzen in Rücken und Armen noch verschlimmerten, was sie wiederum in der freien Entfaltung ihrer Kreativität auf der Bühne und beim eigenen Komponieren behinderte. Sie fühlte sich entmutigt und begann ernstlich an ihrer künstlerischen Karriere zu zweifeln. Damit nicht genug, litt auch ihr Eheleben zunehmend unter der angespannten Situation.

Als ich mit Amanda zu arbeiten begann, hatte sie sich noch nie zuvor mit spirituellen Techniken oder Meditationsformen beschäftigt – was mir den Vorteil bot, sie in einer Körperübung unterweisen zu können, ohne dass diese mit bereits vorhandenen Konzepten in Konflikt geraten konnte. Zumindest also in dieser Hinsicht unbelastet, führte sie nun täglich ihre einfachen Bewegungsübungen aus und kam so wieder mit ihrem Atem und ihrer Lebendigkeit in Kontakt. Und je mehr sie sich in dieses neue Lebensgefühl hinein entspannte, desto mehr legten sich auch ihre emotionalen und körperlichen Probleme und verschwanden schließlich ganz.

Außerdem bat ich sie, als Ergänzung zur *Promise*-Übung, sich jeden Tag ans Klavier zu setzen und nur zum eigenen Genuss zu spielen, ohne dabei an ihrer Technik zu arbeiten. Vom Ergebnis war nicht nur sie selbst überrascht, sondern jeder, der ihr zuhörte. Zusammen mit ihrem Körper und ihrem Atem war auch ihr musikalischer Ausdruck wieder in lebendigen Fluss gekommen. Als Pianistin und als Komponistin erfuhr Amanda eine ganz neue Ebene der Kreativität und fand für sich selbst und ihre Gefühle mühelos neue musikalische Ausdrucksformen, ohne sich von technischen Hürden oder musikalischen Vorgaben einschränken zu lassen. Ihr Spiel gewann an Intensität und Lebendigkeit.

Aber es war nicht allein die Musikerin, die von dieser Entwicklung profitierte. Sie fand auch als Frau zu ihrer Lebensfreude zurück und konnte erneut die Intimität mit ihrem Partner genießen –

nicht im Sinne eines aufgestülpten Pensums, das man aus einer Ehe- oder Sexualberatung mitnimmt, um ihm in häuslicher Zweisamkeit Genüge zu tun. Vielmehr entwickelte sich das intime Zusammensein mit ihrem Partner spontan als Parallele zu ihrer neugewonnenen künstlerischen Freiheit.

Einige Monate später kam ich bei einer privaten Einladung in den Genuss, Amanda zwei ihrer neuen Kompositionen für Klavier vortragen zu hören – wundervolle Stücke voller Gefühl und innerem Frieden. Sie selbst kommentierte sie so, dass sie in ihren Kompositionen zu einer neuen Tiefe und Einfachheit gefunden habe. Obwohl sie den Titel der beiden Stücke nicht näher erläuterte, entging mir doch nicht, im welchem Zusammenhang er steht: Er lautet »Breathing Songs«, »Atemlieder«.

Die innige Verbindung mit dem eigenen Körper und Atem bringt uns zugleich in innigeren Kontakt mit unserer persönlichen Form von Kreativität – ob diese nun auf dem Gebiet der bildenden Künste, der Musik oder der Kindererziehung liegt. Nehmen Sie sich daher jeden Tag Zeit für Ihre kreativen Freiräume, worin immer diese für Sie bestehen mögen – sei es Malen, Gärtnern, Schwimmen, Kochen, Spazierengehen oder irgendeine andere der unzähligen Freizeitaktivitäten, denen Sie nachgehen können, ohne sich dabei an Leistungsmaßstäben und den Kriterien von Erfolg oder Misserfolg zu orientieren. Tun Sie es einfach aus Freude am kreativen Tun.

4. Wie im Himmel, so auf Erden

Sie müssen nicht Ihrer natürlichen Drang- und Erlebniswelt entsagen oder ihr Schranken auferlegen, um zu Gott zu finden. Wenn Sie über Ihren Körper und Atem mit Ihren spirituellen Idealen in Verbindung treten, so ist das ein positiver Prozess, der Sie Ihrer Kraft und Stärke versichert und Sie zugleich des Kampfes enthebt, eine Ebene des Seins erreichen zu müssen, die Ihrer natürlichen Verfassung nicht entspricht.

Zweifellos haben Sie sich zu irgendeiner Zeit Ihres Lebens schon einmal selbst eine Frage gestellt wie: »Gibt es Gott? Und wenn nicht, was dann?« Seit dem Anbeginn seiner Geschichte ringt der Mensch mit der Rätselfrage nach dem Sinn seines Daseins und seinen Aufgaben darin. Und wie immer Ihre Antwort darauf auch ausfällt, sie ist vollkommen persönlicher Natur. Vielleicht hängen Sie einer bestimmten Religion an und richten Ihr Leben bis zu einem gewissen Grad nach deren Lehren ein. Vielleicht reagieren Sie auf alle Glaubensvorstellungen auch mit Spott oder Ironie. Vielleicht verunsichert Sie auch die Erwähnung alles Göttlichen oder Spirituellen, weil Sie nicht wissen, welche Bedeutung Sie ihm beimessen sollen.

Wie immer aber der Einzelne zu Glaubensfragen stehen mag, die Sehnsucht nach Verbindung ist in uns allen gegenwärtig. Wir alle suchen nach Wegen, um die Schranken zwischen Ich und Du zu überwinden. Dabei sind unsere Motive und Methoden keineswegs immer spirituell. Der Kneipenbesuch nach Feierabend, um unter Freunden oder Kollegen bei ein paar Gläsern Glieder und Zunge zu lösen, ist die moderne Version der archaischen Sitzrunde ums Feuer unter dem Sternenhimmel. Unser Identitätsgefühl, unser Selbstwertgefühl, das Wertsystem, dem wir uns verpflichtet fühlen: all das erwächst aus der menschlichen Gemeinschaft. Wir stehen zueinander in einer Wechselbeziehung, deren Bedeutung kaum zu überschätzen ist, und sehnen uns zutiefst nach menschlichem Kontakt.

Unsere Vorfahren sahen im Universum eine unermessliche, alles in sich bergende Macht, die sowohl sämtliche sichtbaren, berührbaren und spürbaren Phänomene umfasste als auch alles, was der Welt des Immateriellen oder Feinstofflichen angehört. Allem, so lehrten sie, liegt der absolute Ursprung des Lebens zugrunde – die alles erhaltende, nährende und erneuernde Urmacht.

Sie erkannten aber auch, dass die Mühen des Alltags und die Erfordernisse des Überlebens es den Menschen schwermachten, sich selbst als Erscheinungsformen dieses selben Ursprungs zu begreifen, und so bestand die Gefahr, dass die Idee des wechselseitigen Zusammenhangs, in dem alles steht, verlorengeht. Die alten Meister entwickelten daher *Übungen,* um mit ihrer Hilfe der Täuschung zu begegnen, dass der Mensch abgetrennt von der Erde sei, abgetrennt von seinen Mitmenschen, abgetrennt von seinem Ursprung. Diese alltäglichen Übungen wurden bereitwillig weitergegeben, so dass die durch sie vermittelte Wahrheit in jedem Einzelnen zur Entfaltung kommen konnte. Sie legten damit das Fundament, auf dem alle anderen religiösen und spirituellen Lehren aufbauten. Das Ziel dieser Übungen war so einfach wie grandios: inmitten des einfachen Alltagsdaseins eine nicht abreißende innige Verbindung mit dem Leben und seiner Formenvielfalt zu schaffen. Demselben Ziel dienen das *Versprechen* und dieses Buch. Ich habe es geschrieben, um die uralten Übungen an Sie weiterzugeben, damit Sie sie auf einfache und freudvolle Weise in Ihr Leben integrieren können. Mit ihrer Hilfe werden Sie nicht nur mit Ihrem eigenen Körper und Atem in innige Verbindung kommen, sondern ebenso die Verbindung und den Austausch mit anderen Menschen vertiefen.

Meine islamischen und jüdischen Freunde

Während der vergangenen fünf Jahre war ich Mitglied einer gemeinnützigen Organisation, die es sich zur Aufgabe macht, engagierte Lehrer in Krisengebieten auf der ganzen Welt unentgeltlich in der *Promise Practice* auszubilden, damit sie diese vor Ort an andere Menschen weitergeben können, ohne dabei die religiösen und kulturellen Traditionen ihres Heimatlandes zu verdrängen. Wir hatten mit diesem Konzept sehr großen Erfolg, vor allem im Nahen Osten, wo islamische und jüdische Frauen gemeinsam an den Kursen der PP-Lehrer teilnahmen.

Der Islam ist eine der wenigen offiziellen Religionen, die ein ritualisiertes »Ganzkörpergebet« vorsehen. Orthodoxe Muslime verrichten ihr Gebet, das einem genau festgelegten Ablauf folgt, fünfmal täglich. Etliche der muslimischen Frauen berichten, dass sie seit dem Erlernen der *Promise Practice* innerlich viel stärker am klassischen islamischen Gebetsritual beteiligt seien und es mehr zu schätzen wüssten.

Eine muslimische Lehrerin:
Vertrauen in die Liebe

Hier der Bericht einer muslimischen Frau, die an einem der Kurse in Ost-Jerusalem teilgenommen hatte. (Aufgrund der dortigen politischen Situation bleibt ihr Name hier ungenannt.)

Ich unterrichte Frauen der islamischen Gemeinde von Ost-Jerusalem im Fach Koranforschung. Im Laufe der vergangenen Jahre habe ich gemeinsam mit jüdischen und muslimischen Frauen aus unserem Viertel PP-Kurse besucht. Eine jede Kursstunde beenden wir mit einem »Herz-Kreis«, bei dem wir uns an den Händen halten und uns im Herzen und in Liebe miteinander verbinden, die wir überall dorthin senden, wo leidende und traumatisierte Menschen ihrer bedürfen – ob in Ost- und West-Jerusalem, Israel oder Palästina. Diese Kurse haben mir, inmitten des Leidens, von dem wir hier umgeben sind, das Gefühl gegeben, mit einem unversieglichen Quell der Liebe in Verbindung zu stehen. Meine Gebete sind tiefer geworden, und meine Liebe ist tiefer geworden. Den Frauen in meinen Kursen möchte ich vermitteln, wie sie diese Prinzipien in ihr tägliches Gebet einbeziehen können, so dass sie in ihrem Herzen die unmittelbare Verbindung mit Gott erfahren können. Ich weiß, dass dies die Quelle unserer Kraft und unseres Zusammenhaltes ist. Die *Promise Practice* hat mir, gerade in Verbindung mit den täglichen fünf Gebetszyklen, persönlich sehr geholfen, unser Vertrauen in die Liebe in seiner Tiefe zu erfahren. Das Gebet hat dabei für mich etwas Freudvolles gewonnen und ist seither weit mehr als bloß eine äußere Verpflichtung.

Mit Hilfe der *Promise Practice* konnte sie also eine »exoterische«, das heißt äußerlich vollzogene Pflicht in eine »esoterische«, also innere Erfahrung der Verbundenheit mit der Wahrheit und dem Leben verwandeln. Besonders deutlich geht aus diesem Bericht hervor, wie die Verbindungen, die durch die Vereinigung von Körper und Atem unter Menschen geschaffen werden, uns für die Erfahrung des Göttlichen öffnen. Das ist nichts, das sich über ein konstruiertes Zeremoniell oder die Leugnung der Wirklichkeit in ihrer Gegebenheit einstellen würde. Sakrale, zutiefst verwandelnde Erfahrungen dieser Art haben zur elementaren Voraussetzung die kraftvolle Verbindung mit dem Atem, dem Körper und den *anderen*. In allen Glaubensrichtungen der Welt ist dies das praktische Mittel zur Umsetzung ihrer Ideale. Die nährende Wirklichkeit des Ursprungs wird damit als in jedem Menschen lebendig anwesend vorausgesetzt.

Es handelt sich dabei um ein Prinzip, das diesem ganzen Buch zugrunde liegt, weshalb mir daran liegt, es hier von Anfang an so klar wie möglich zum Ausdruck zu bringen. Was auch immer Sie bis jetzt in den verschiedenen Formen spiritueller Praxis, die jetzt wie Pilze aus dem Boden schießen, für sich gesucht haben: Es ist Ihnen in diesem Augenblick zugänglich, ohne dass Sie sich deshalb die ganze Fülle lebendiger Erfahrung versagen müssten. Weder müssen Sie dazu auf den innigen Kontakt und die tiefe Begegnung mit anderen Menschen verzichten noch irgendeinen Aspekt des vollkommenen Wunders, das Sie sind, unterdrücken oder verbergen! In den folgenden Kapiteln will ich Ihnen zeigen, dass all die wunderbaren spirituellen Ideale, über die Sie vielleicht schon gelesen oder nachgedacht haben, durch die Sieben-Minuten-Übung für Sie lebendige Wirklichkeit werden. Aber die Betonung liegt auf der *Übung!*

Die Gedanken und philosophischen Ansätze der Religionen in die Wirklichkeit umzusetzen ist keine bloße Utopie. Wie wir gerade am Beispiel der islamischen und jüdischen Frauen gesehen haben, können wir sogar inmitten schwierigster gesellschaftlicher Bedingungen einen Anfang damit machen.

Lisa Shalom: Eine junge Naturschützerin und Umweltaktivistin aus Israel

Als ich zwanzig wurde, ging ich von zu Hause fort und stach mit der »Ocean Warrior«, einem von Naturschützern betriebenen Schiff, in See, »um die Welt zu retten«. Für mich war das angesichts der allgegenwärtigen Naturzerstörung die einzig akzeptable Handlungsweise. Aber mit meinen Versuchen, gegen alles Sturm zu laufen, was meiner Auffassung von Gerechtigkeit widersprach, erschöpfte ich mich. Ich kam dann an einen Punkt, an dem sich meine äußere Mission in eine innere verwandelte und mir klarwurde, dass der Drache, mit dem ich es wirklich aufnehmen konnte, in mir selbst wohnte. Mit etwa dreiundzwanzig begann ich dann mit der *Promise Practice* und wandte mich verstärkt und mit einer größeren Ernsthaftigkeit meinem jüdischen Glauben zu. Ich erkannte, dass ich durch die Konzentration auf mich selbst und die Übung nicht nur meiner eigenen Seele wohler tat, sondern auch im Außen mehr Positives bewirken konnte.

Anstatt miteinander in Konflikt zu geraten, ergänzten sich mein jüdischer Glaube und die *Promise Practice*. Eine der Gemeinsamkeiten zeigt sich für mich zum Beispiel im Begehen des Sabbat, des jüdischen Ruhetages, bei dem es vor allem auch um die Erfahrung des *Schechina* geht, der weiblichen Aspekte Gottes. An jedem Freitagabend entzünde ich zwei Kerzen, singe, segne den Wein und breche im Kreise meiner Familie und Freunde das Brot. Wir nehmen uns Zeit füreinander und besprechen, was für jeden von uns die »Lehre der Woche« war. Es ist ein Ritual, das uns in Verbindung bringt mit dem, was ist. Wir nehmen uns Zeit, im Hier und Jetzt zu verweilen, den kleinen Dingen des Lebens Beachtung zu schenken, mit uns selbst in Kontakt zu kommen, untereinander und mit Gott, ganz in dem Sinne, wie auch die *Promise Practice* es meint. Sowohl die Ausübung meines jüdischen Glaubens als auch die *Promise Practice* verlangen eine tiefe und bereitwillige Anerkennung und Akzeptanz des Jetzt.

Im Hebräischen sind die Wörter für Atem (neshima) und Seele (neshama) fast gleichlautend. Der Odem entstammt einer immateriellen, unsichtbaren und nicht näher bestimmbaren Macht und ist eine Gabe des Lebens, die wir bei der Geburt ohne unser Zutun frei empfangen. Er stellt unsere ganz konkrete Verbindung mit dem Ursprung der Schöpfung, dem Göttlichen, dar, entsprechend der Vorstellung im jüdischen Glauben, dass die Seele Teil dieses Ursprungs, ein Funke Gottes ist.

Wenn ich mich also ganz bewusst von meinem Atem mit Lebenskraft erfüllen lasse, wie es in der *Promise Practice* geschieht, stimme ich mich auf eine Ebene ein, die unterhalb meiner normalen Wahrnehmung liegt und an der ich doch seit meiner Geburt Anteil habe. Wenn ich mich vom Atem in meiner Bewegung führen lasse, überlasse ich mich zugleich der Führung dieser göttlichen Weisheit, die mein Dasein in jedem vergänglichen Augenblick neu erschafft. Was die *Promise Practice* vermittelt, ist die Erfahrung, dass der Lebensodem sich selbst verschenken, dass die Erde bergen, der Himmel umfangen will. Das Zulassen dieser

Erfahrung nimmt für mich sowohl in der *Promise Practice* als auch in der Ausübung meines Glaubens großen Raum ein.

Mein Familienname ist Shalom, was im Hebräischen »Friede« bedeutet und in der jüdischen Welt auch ein verbreitetes Grußwort ist. Sowohl das Wort Shalom als auch die Ausübung der *Promise Practice* sind Verkörperungen einer Vereinigung. Sowohl der Friede als auch das »Versprechen« bedürfen, um zu gedeihen, des Miteinanders der Gegensätze. Über die Vereinigung der Gegensätze weiß ich um meinen Ursprung. Um in die Höhe zu wachsen, muss ich fest verwurzelt sein. Um Frieden zu erfahren, muss ich bloß an der Vereinigung der Gegensätze teilhaben.

Ein Versprechen, das sich selbst erfüllt

Seit der Mensch die Schrift erfand und in der Lage war, sich über abstrakte Bedeutungsinhalte zu verständigen, gab es auch Verheißungen sakraler Erfahrungen, wie sie in einem Menschenleben möglich sind. Dabei handelte es sich einfach um Beschreibungen innerer Gewissheiten, die in der gesamten alten Welt auf natürliche Weise eintraten, als die Menschheit – in jeder Hinsicht mit dem Naturzustand verbunden – sich noch im engen Kontakt mit der Wirklichkeit befand. Mit der Entwicklung der Schrift erhielten diese Erfahrungen ihre in Texten fixierte Form, die zum Dogma wurde, während von der weltweiten Kirchenhierarchie, also der Priesterschaft, vorausgesetzt wurde, dass sie ihrerseits Zugang zum Sakralen hatte und in der Lage war, diesen Zugang zu gewähren. All das blieb jedoch, als Ausdruck der menschlichen Sehnsucht nach dieser möglichen Erfahrungswelt, sehr abstrakter Idealismus, dem es am praktischen Mittel fehlte, die Vereinigung mit dem Absoluten überhaupt erst fühlbar zu machen. Doktrinäre Religion in ihrer abstrahierten und institutionalisierten Form hatte die intime Verbundenheit mit den gewöhnlichen Bedingungen des Menschenlebens aus ihren Lehren verbannt und bot stattdessen hehre Ideale an, denen nachzustreben sie in die Menschheit ein Verlangen pflanzte, ohne die tatsächlichen Mittel zu ihrer Erreichung zu bieten.

Geben wir aber dem *Versprechen* in unserem Leben Raum, so wird es uns die wahren Hoffnungen und Botschaften zeigen, die damals wie heute Grundlage auch der institutionalisierten Religion sind. Es ist das Versprechen, mit dem sich jene Verheißungen erst erfüllen. Ebenso erfüllen sich mit ihm erst all die anderen Versprechungen, die unsere moderne kommerzialisierte Welt für uns bereithält – einschließlich all der Wundermittel, von denen ein cleveres Marketing uns glauben machen will, dass sie uns gesund, schön, sexy, glücklich und zufrieden zaubern, während wir das wahre Wunder, die höchste Intelligenz und Harmonie unseres natürlichen Seins, übersehen. Mit dem *Versprechen* finden wir in diesem Wunder und der Urverbindung mit dem Leben unser Genügen, finden wir im Atem unser Genügen, finden wir unser Genügen darin, jetzt hier zu sitzen, finden wir in der Wirklichkeit unser Genügen. Wir überlassen uns genießend dem Strom der uns eingeborenen, wesenseigenen Lebenskräfte. Das Leben selbst trägt uns der Vielgestalt wunderbarer Verbundenheit zu und damit nicht zuletzt einer tiefen und andauernden sexuellen Intimität – in Freiheit und in der unserer Eigenart entsprechenden Form von uns gewählt.

Das *Versprechen* ist das in archaischer Zeit gefundene Mittel, das uns erlaubt, die wundervollen Ideale, wie sie in der Sprache des Glaubens zum Ausdruck kommen, zu erreichen. Es ist nur eine winzige Ergänzung, die uns aber zu der klaren Einsicht verhilft, dass alle Religionen letztlich nur kulturell verschiedene Ausdrucksformen desselben menschlichen Wunders sind. Es führt die spirituellen Traditionen wieder zusammen, und ob Theist oder Atheist, alle sind geeint in der spürbaren Tiefe von Leben und Atem. Jeder von uns ist in seinen Garten gepflanzt und wird dort, wo er steht, zur Blüte gelangen. Das ist das Versprechen, das ich Ihnen gebe.

5. Innige Verbundenheit mit dem Leben in all seinen Formen

Im gewöhnlichen Leben geht es nicht nur um unser Selbstsein. Wenn dem so wäre, hätten wir als Spezies nicht lange überlebt. Der alle Wesen und Dinge einbindende große Zusammenhang ist ein Grundzug unseres gemeinsamen Erdenweges und etwas, das festlich begangen werden sollte.

Für die meisten Menschen ist das Leben alles andere als eine wohlgeordnete Angelegenheit, sondern ein aus Beziehungen, Verpflichtungen und Aktivitäten zusammengesetztes Flickwerk. Auch wenn unser Leben eine gewisse Struktur aufweist, bleibt es seinem Wesen nach doch oft chaotisch. Im Fluss des Lebens treiben wir in den unterschiedlichen Strömungen von Arbeit, Familie, Freunden, Partnern, Kindern – und die Konflikte und Dramen bleiben da nicht aus. Die Gesellschaft verlangt von uns ein hohes Maß an Geschick im Umgang mit den ständig wechselnden Lebensumständen, und wir alle spielen im Verlaufe eines einzigen Tages eine Menge verschiedener Rollen und setzen dabei die unterschiedlichsten sozialen Masken auf.

Dennoch zeigt sich inmitten dieser komplexen Anforderungen das Wunder des Lebens, wenn wir willens sind, uns darauf einzulassen. Und auch in einer noch so geregelten Existenz gibt es Überraschungsmomente, die uns ermahnen, offen, wandelbar und empfänglich zu bleiben.

Unsere moderne Lebensweise verlangt uns trotzdem einiges ab, so dass wir oftmals nicht wissen, wie wir dabei noch einigermaßen unser inneres Gleichgewicht wahren können. Objektiv und subjektiv betrachtet weicht unser Alltag erheblich ab von dem Ideal, dass uns über die Unterhaltungsmedien vermittelt wird: vom Leben der

Entertainer und Prominenten, der Politiker, Sportler, Unternehmensmagnate und Millionäre jeden Schlages. Diese überhöhten, künstlich erzeugten Maßstäbe fördern in uns die Vorstellung, dass unser eigenes Leben irgendwie unzulänglich sei und das Glück irgendwo außerhalb davon liegen müsse. Oft drehen sich unsere Gedanken darum, wie anders unser Leben aussehen könnte, wenn die Umstände günstiger wären, und zögern, Veränderungen vorzunehmen, weil wir sie für unmöglich halten.

Es ist aber gerade unsere Weigerung, uns der nährenden Kraft unserer Alltagsrealität zu überlassen, was als dessen wahre Quelle am Anfang all unseres Leidens steht. Unser Unvermögen, unsere Gegebenheiten als etwas gänzlich Heiliges anzunehmen, und sei es nur in den einfachsten Dingen, fördert eine Haltung der inneren Leugnung und Verweigerung, die sowohl uns selbst als auch den Menschen in unserer Umgebung Schaden zufügt. Es kann also einen Versuch wert sein, sich die Einstellung dem eigenen Leben gegenüber einmal näher zu betrachten: Sind Sie zufrieden mit Ihrem Leben und mit ihm auf innige Weise im Kontakt? Oder haben Sie sich dem Mythos verschrieben, dass das eigentliche Leben »da draußen« oder irgendwo »da drinnen« noch auf Sie wartet?

Rufen Sie sich einen Moment in Erinnerung, in dem Sie echte Dankbarkeit für das Wunder, am Leben zu sein, verspürt haben, und zwar nicht nur theoretisch und abstrakt, sondern mit Ihrem ganzen Sein, Ihrem Körper, Ihrer Persönlichkeit und all Ihren Lebensbezügen. Die meisten von uns sind so sehr mit der Sorge um das beschäftigt, was die kommenden Tage, Wochen oder gar Monate an Belastungen mit sich bringen werden, dass wir uns kaum noch dem Luxus hingeben können, zu würdigen, was uns eben jetzt umgibt. Das Leben erscheint als ein ständiger Balanceakt zwischen Beruf, Familie und sozialem Umfeld, bei dem uns der Wert unserer Zeit kaum noch bewusst wird oder Gelegenheit zu ihrem Genuss verbleibt.

Familienbande

Die erste Erfahrung menschlicher Verbundenheit machen wir über den nährenden Schoß der Familie, der auch die Basis für unsere Entwicklung und Entfaltung im weiteren Leben bildet. Durch die Vereinigung von Mutter und Vater – der weiblich-männlichen Polarität – wurde uns das Leben geschenkt. Alle Verwandtschaftsverhältnisse entspringen dieser Grundpolarität, ja das Leben selbst hängt vollständig von der fortlaufenden Verschmelzung männlicher und weiblicher Energien ab.

Zugleich jedoch können die Vater- und Mutterrolle sowie die Rollen von Tanten und Onkeln, Großeltern, Geschwistern, Vettern und Kusinen auch etwas zutiefst Verunsicherndes haben, vor allem in der heutigen Zeit, in der zerrüttete Familienverhältnisse, Trennungen und Patchwork-Familien an der Tagesordnung sind. Eine der gängigen Formen, darauf zu reagieren, ist die Unterdrückung der Bezeugungen von Liebe und Zuneigung unter den Familienmitgliedern.

Emily: Ein Weg der Heilung

Zu meinem Vater hatte ich immer ein gutes Verhältnis, aber durch die normalen Veränderungen im Leben tritt zwangsläufig auch eine gewisse Entfremdung ein. Ich wusste zwar, dass ich etwas dagegen tun wollte, war mir aber nicht sicher, was. Nach einer schwierigen Lebensphase hatte ich mit dem Versprechen als einem Weg der Selbstheilung begonnen und fand heraus, dass ich über die Übungen mit einem Teil meines Schmerzes aus der Kindheit wieder in Kontakt kommen konnte.

Was ich dabei vor allem bearbeitete, war die verdrängte Trauer über den Tod meiner Mutter, die starb, als ich noch sehr klein war. Ich hörte schließlich auf, gegen die Traurigkeit anzukämpfen, und gab mir selbst die Erlaubnis, sie wie ein Ein- und Ausatmen in mir zu spüren, sie durch mich hindurchfließen zu lassen, anstatt mich zusammenzunehmen und mir selbst Zwang anzutun. Und indem ich die Traurigkeit in mir selbst zuließ, konnte ich auch sehen, wie mein Vater sich gefühlt hatte und warum er manchmal so reagierte, wie er es tat. Ich begann zu ahnen, dass unsere Traurigkeit und unser Schmerz über einen Verlust zum größten Teil darin beschlossen liegen, dass wir gegen diese Gefühle ankämpfen, anstatt sie uns zuzugestehen und zu fühlen.

Dieser Prozess war so heilsam für mich, dass ich meinem Vater zuredete, es ebenfalls damit zu versuchen, und jetzt übt er jeden Morgen das »Sieben-Minuten-Wunder«. Manchmal üben wir auch gemeinsam und tauschen uns dann sehr offen über unsere Erfahrungen mit dem Versprechen aus. Mit unseren Gesprächen befinden wir uns dann oft auf derselben Wellenlänge, weil wir beide die weiblich-männliche Polarität in uns in eine Balance gebracht haben. Viele der alten Missverständnisse kommen jetzt seltener vor oder haben sich völlig aufgelöst. Die kleinlichen Streitereien, die es früher zwischen uns häufiger gab, erscheinen uns jetzt bedeutungslos gegenüber der Ebene aufrichtiger und liebevoller Kommunikation, die sich seither zwischen uns entwickelt hat. Das Versprechen hat gewiss eine große Rolle in der Festigung meiner familiären Bindungen gespielt.

Indem wir uns mit dem Atem bewegen, lösen wir eine Vielzahl alter Blockaden, einschließlich schmerzlicher Gefühle, die wir von unserem Bewusstsein abgespalten haben, unter Umständen seit vielen Jahren. Die intime Verbindung mit den Menschen, die uns am nächsten stehen, erhält damit eine neue Qualität, weil wir in direktem Kontakt mit diesen Gefühlen sind, anstatt ihnen aus dem Weg zu gehen.

Emilys Geschichte zeigt, was passieren kann, wenn mehrere Familienmitglieder sich der Übung widmen und gemeinsam aus ihrem Verwandlungspotenzial Nutzen ziehen. Das heißt natürlich nicht, dass sich Vergangenes ungeschehen und früheres Fehlverhalten rückgängig machen lässt. Aber das Beispiel zeigt sehr wohl,

dass es möglich ist, sich für Gefühle und Erfahrungen, die familiä-
res Gemeingut sind, im aufrichtigen Miteinander zu öffnen. Es
wird möglich, wenn wir uns ganz dem Leben überlassen, einschließlich seiner traurigen Seiten. Dazu müssen wir es überall um
uns und in uns spüren, als unseren Atem, in unserem Körper und
in allen unseren menschlichen Beziehungen.

Von Liebe erfüllte Arbeit

Wenn Sie nicht gerade einen Beruf ausüben, in dem Sie auf sich
allein gestellt sind, werden Sie sehr viel Zeit mit Ihren Kollegen
verbringen. Häufig werden Sie dennoch sehr wenig von ihnen wissen, unter Umständen so wenig wie von irgendeinem Unbekannten. Vielleicht betrachten Sie die Kollegen vor allem im Kontext
ihrer verschiedenen Aufgaben im Unternehmen, die sich notfalls
auch durch ein System von Strichlinien und Pfeilen, das die funk-
tionalen und pragmatischen Bezüge der Arbeitsbereiche erklärt,
darstellen lassen. Sollte dies Ihre Perspektive sein, geben Sie wichtige Gelegenheiten preis, mit echten Menschen in enge Verbindung
zu treten.

Die Dynamik, der wir am Arbeitsplatz ausgesetzt sind, kann
allerdings auch zu Stress und Depressionen führen, was sich dann
auf alle anderen Lebensbereiche auswirkt: ein Problem, mit dem
ich selbst höchstpersönliche Erfahrungen gemacht habe, die ich
hier mitteilen will. Über mehrere Jahre hatte ich vergessen, meiner
eigenen Übung nachzukommen. Das Wort *vergessen* mag nicht
ganz zutreffend sein, jedenfalls war ich überzeugt davon, dass mein
damaliges Leben – mit Familie und der Notwendigkeit, den Le-
bensunterhalt zu verdienen – mir nicht die Zeit dazu ließ und
anderes einfach wichtiger war. Es waren stressreiche Jahre, in
denen ich in sehr namhaften Telekommunikationsunternehmen

arbeitete. Ich hatte große Verantwortung zu tragen, einen großen Stab von Mitarbeitern und ein großes Budget zur Verfügung. Das Machtgerangel des inneren und äußeren Wettbewerbs war äußerst beschwerlich, wenn nicht nervenaufreibend, und manchmal hatte ich das Gefühl, von einer Maschinerie aufgefressen zu werden und dem täglichen Klingenkreuzen kaum noch gewachsen zu sein. Ich reagierte nur noch auf den Druck von außen und rettete mich von einem Moment zum anderen, anstatt Herr meiner eigenen Welt zu sein.

Schließlich machte sich der Dauerstress in meiner schlechten körperlichen und seelischen Verfassung bemerkbar, bis mir eines Tages wieder die Übung einfiel. Angesichts meines Zustandes war ich auf einmal motiviert, mir erneut Raum für etwas zu schaffen, das einmal im Zentrum meines Lebens stand. Meine Lehrer hatten immer gesagt, dass Leiden der unverzichtbare Anstoß zum Üben sei. Erst wenn wir erkennen, wie schlecht es uns geht, folgt daraus die Einsicht in die Notwendigkeit, etwas zu tun. Einer meiner Lehrer pflegte zu sagen: »Alles ist die Wahrheit, und auch, was mich begrenzt, ist die Wahrheit. Und ich danke Gott für meine Begrenzungen, denn sie haben mich zum Üben gezwungen.«

In jenem Jahr war ich weiß Gott zum Üben gezwungen. Und als ich es tat, war ich vom Ergebnis verblüfft. Sofort ging es mir besser, mein Geist wurde ruhig und klar, und mir war schleierhaft, wie ich das für so lange Zeit hatte »vergessen« können. Das Erste, was mir in der Firma auffiel, war das Wohlwollen, das ich für alle Menschen um mich herum empfand, sogar gegenüber Leuten, mit denen es Tage zuvor noch Konflikte gegeben hatte – einschließlich meiner Chefs, mit denen es zu ernsten Meinungsverschiedenheiten gekommen war. Auf einmal konnte ich wieder freundlich auf sie zugehen. Ich war wieder in der Lage, meine Erfahrungen zu verdauen, anstatt mich von ihnen auffressen zu lassen. Lebendigkeit schien das oberste Prinzip meines Körpers und Atems und all meiner Beziehungen zu sein. Mit Konflikten konnte ich jetzt auf neue und leichtere Weise umgehen. Ich genoss einfach diese Lebendigkeit im Kontakt mit Menschen und die vorher nicht gekannte Leichtigkeit, mit der wir jetzt unsere Probleme bei der Arbeit lösen konnten. Die Wirkung, die von dieser Übung ausging, erschien mir geradezu unglaublich, und ich wollte diese kraftvolle Erfahrung so bald wie möglich allen Menschen auf der Welt zugänglich machen.

Wenn wir die Beziehung zu unserem Ehe- oder Lebenspartner zur Hauptsache in unserem Leben machen, noch vor der Arbeit, dann fließt die Süße dieser Verbindung in all unser Tun ein. Ich erfuhr, wie mein Verhältnis zu meiner Frau und meinen Kindern diese Süße annahm und ihre Besonderheit bewahrte, ohne von dem Stress, den ich von der Arbeit mit nach Hause brachte, beeinträchtigt zu werden. Vielmehr kam der Energiefluss, den ich zu Hause erlebte, meiner Hingabe an die Arbeit zugute. In jenem Jahr wendeten sich die Dinge wirklich zum Besseren, und die Übung habe ich seither nicht mehr vernachlässigt. Die Verbindung zu meiner Frau wurde für mich das Wichtigste in meinem Leben, und es war, als hätten Robyn und ich noch einmal geheiratet. Schließlich war *sie* es, die ich geheiratet hatte, und nicht die Firma. Die männlich-weibliche Polarität unserer Verbindung wurde zum Zentrum, um das herum sich jedes andere Tun gruppierte.

Im größeren Zusammenhang gesehen, sind alle Institutionen auf der Welt da, um der Lebensqualität zu dienen und sie zu fördern. Bestimmung des Säkularen ist, dem Sakralen zu dienen, und das Sakrale ist die innige Verbundenheit mit unseren Familien und allen anderen Menschen. Wenn wir diese natürliche Ordnung der Dinge vergessen und unsere Arbeit heiraten anstelle unseres Partners oder unserer Partnerin, dann schaffen wir damit zwangsläufig ein Problem. Wir vernachlässigen den eigentlichen Grund unserer Arbeit: unseren intimen Lebensraum.

Mir wurde bewusst, dass jeder Mensch, mit dem wir Zeit verbringen, sei es bei der Arbeit oder anderswo, in fühlbarer Weise zu uns in Beziehung steht. Im Berufsleben scheint sich das anders zu verhalten, weil wir in unserer Arbeit vor allem eine äußere Verpflichtung sehen und folglich unsere beruflichen Kontakte für weniger wichtig halten als unsere privaten. Zur Realität unseres Lebens gehören aber alle unsere Beziehungen, gleich welcher Art; und ob sie uns in der Funktion des Managers, der Reinigungskraft, des Busfahrers, der Empfangsdame oder der Schulleiterin begegnen: auch mit unseren Kollegen stehen wir in Beziehung, verbindet uns die Ebene wechselseitiger Beeinflussung. Die unmittelbare Innigkeit, die wir über die Bewegung des Körpers im Rhythmus der Atmung erfahren, ermöglicht uns, andere Menschen als das Leben, das sie sind, wahrzunehmen und wertzuschätzen – und nicht nur im Hinblick auf ihre gesellschaftliche Rolle und Identität.

Innige Verbundenheit im Innen und Außen

Vor kurzem habe ich einige Zeit in einem herrlichen Teil der Erde verbracht, in dem eine große Vielfalt von Pflanzen vorkommt. Bei meinen Streifzügen durch die üppige Vegetation entdeckte ich etwas ganz Wunderbares. Die mächtigen Papayabäume mit ihren schweren Früchten wuchsen nicht ein jeder für sich, sondern paarweise. In der Nähe eines jeden fruchttragenden weiblichen Baumes stand auch ein männlicher, so dass je zwei Bäume ein stilles Ensemble vollendeter Harmonie bildeten. Das ist ein eindrucksvolles Beispiel für das Urwissen der Natur. Es gibt keinen Grund, sich abzumühen oder zu entzweien, das Leben weiß schon, was es tut.

Betrachten wir einen Baum. Ein kräftiger und tief in der Erde verwurzelter Stamm, hart und aufrecht stehend – ein Bild der Urkraft des Lebens. Blicken wir an ihm hinauf, sehen wir das weiche

Blattwerk, jedes einzelne Blatt voller Saft und empfangsbereit ganz dem Außen zugewandt. Ohne das Blattwerk würde der Stamm verdorren, und ohne den prächtigen Stamm gäbe es keine Blätter. Auf genau dieselbe Weise funktioniert Ihr »wunder-volles« Leben. Sie haben eine kraftvolle Basis, ein Rückgrat, das Ihr Haupt mit seinen der Welt zugewandten Empfangsorganen trägt. Alles Leben ist empfangende Kraft. Das ist das Wesen der Wirklichkeit, die natürliche Seinsform aller Dinge. Und wenn wir uns atmend bewegen, dann um an dem teilzuhaben, was natürlich ist.

Es ist an der Zeit, dass Sie der lebenspendenden Kraft in sich selbst, als dem Wesen Ihrer selbst, vertrauen und an der tiefen Vereinigung aller schon gegebenen Polaritäten des Lebens teilhaben. Wenn Sie zu Ihrem Gespür einer aus dem Bauch heraus gefühlten und gelebten Verbindung mit dem Atem und der Sexualität zurückfinden, stellt sich auch ein echter Sinn des Mitgefühls und der Verbundenheit mit allen anderen Lebewesen ein. Wenn Sie sich mit Ihrer Wirklichkeit innig verbinden – und dazu gehört Ihre eigene Biologie nicht minder –, so ergibt sich daraus als Folgeeffekt, dass Ihre angeborene Empfänglichkeit für alle Formen des Lebens und seiner Zusammenhänge – ob Menschen, Tiere, Pflanzen, Sonne, Mond und Sterne – eine Steigerung erfährt.

Wenn Sie erkennen, dass Ihr Atem ein Geschenk der Natur ist, wird Ihnen auch klarwerden, dass Sie Teil eines gewaltigen und komplexen Geflechts lebendiger Systeme sind. Pflanzen und Tiere, Erde, Wasser, Feuer und Luft – die gesamte Mutter Erde – gehören dem Wunder der nährenden Wirklichkeit des Ursprungs an, und es ist Ihr Geburtsrecht, diese heilige Verbindung mit jeder Zelle Ihres Körpers, in jeder Bewegung Ihres Atems zu spüren.

Das *Versprechen* wird Ihren Alltag und ihre Verbindung mit Menschen, Tieren, Pflanzen und dem Universum von innen heraus mit neuer Glut erfüllen. Die von der Übung ausgehende Energie ist wie ein Gezeitenstrom, der Ihr ganzes Leben und Innenleben mit seinem rhythmischen Auf und Ab durchzieht, oder wie ein mächtiger Baum, dessen hoch aufragende und weit ausladende Äste den gesamten Erlebnisraum dieses Lebens umgreifen – nicht im Sinne einer Fiktion oder eines irgendwie gearteten Konstrukts, sondern als Teilhabe an der biologischen Urerfahrung Ihres eigenen Atems und Leibes. Entwickeln wir diese natürliche Beziehung zu uns selbst, dann wird sich deren Qualität auch auf die Beziehung zu »anderen« übertragen.

Es handelt sich nicht darum, aus dem Leben etwas zu machen, das es nicht ist, sondern vielmehr darum, das Leben, das wir haben, intensiver zu *spüren*. Es wird immer auch weniger angenehme Aspekte der natürlichen Lebenswelt geben, Schmerz und Kummer, aber unsere Versuche, sie zu vermeiden, gingen zu Lasten unseres Kontaktes mit dem eigenen Wesen. Die unmittelbare Erfahrung unserer eigenen Wirklichkeit wurde überlagert und ersetzt durch den verzweifelten Optimismus bloßer Glaubenslehren und von Heilsmethoden, die wie am Fließband produziert werden, um aus den Leiden und Hoffnungen der Menschen Kapital zu schlagen. Aber nur indem wir die alltäglichen Gegebenheiten annehmen, können wir reifen und in das Wunder hineinwachsen, das wir sind. In den Tiefenschichten des Lebens, die unser Herz schlagen, uns Atem holen und Sex haben lässt, wissen wir um den Ursprung des Lebens – in der Vereinigung der Gegensätze wissen wir um den Ursprung der Gegensätze und ihrer nährenden Kraft.

Willkommen in Ihrer Welt!

Ebenso wenig wie dem Baum etwas zu seinem Baumsein fehlt, bedürfen wir zusätzlicher Mittel und Wege, um uns unserer Wesenswahrheit zu vergewissern. Wir brauchen nicht weiter nach dem zu suchen, wer oder was wir sind, weil wir in unserem Sein schon gänzlich das Wunder des Lebens *sind.* Viel zu lange wurde unsere so einmalige, ureigene Biologie als etwas Minderwertiges verleumdet, das es zu überwinden oder zu transzendieren gilt. Angesichts der Ablehnung unserer natürlichen biologischen Funktionen – der lebendigen Atmung und Sexualität – ist es nicht verwunderlich, dass dieselbe fehlgeleitete Psychologie sich auch in unsere Beziehung zur Natur eingeschlichen hat. Anstatt von dem, was uns trägt und nährt, zu empfangen, versuchen wir ängstlich, es zu kontrollieren, wodurch wir unsere Ökosysteme zerstören. Letztlich ist es aber nicht die Erde, die in Gefahr ist, sondern wir selbst sind es und mit uns alle anderen Spezies. Was auch immer geschieht, das Universum wird seine perfekten Systeme wiederherstellen, ob mit oder ohne uns Menschen. Es handelt sich hierbei nicht um getrennte Phänomene, und in ihrer Zusammenschau liegt ein großes Potenzial zur Heilung, die einsetzen muss, wenn das natürliche Gleichgewicht unserer physischen Welt zu seiner Harmonie zurückfinden soll. Wenn wir es zulassen können, den eigenen Schmerz zu fühlen, den Schmerz anderer Menschen und das Leiden der Tierwelt, dann können wir auch mit diesem Schmerz und Leiden arbeiten und gangbare Wege zu seiner Linderung finden.

6. Schmerz ist Heilung

Nur indem wir alle alltäglichen Gegebenheiten annehmen, können wir wachsen, in das Wunder hineinwachsen, das wir sind. Das Vertrauen in den nährenden Ursprung erlaubt uns, das Leben in seiner Tiefe zu entdecken, im Schlagen unseres Herzens und in der ständigen Bewegung unseres Atems in uns.

Die Natur ist nichts als nährende Fülle, ein stetiger Strom der Erneuerung. Das gilt daher ebenso für alles, was wesenhaft der Natur angehört, sei es Sex oder Schmerz. Die Natur kennt nur ein Interesse: die Erneuerung, Weiterentwicklung und Vervollkommnung des Lebens. Auch der Schmerz hat dabei seine Funktion, ist Teil der Fürsorge der Natur. Er ist der Heilungsprozess, der für größtmögliches Wohlbefinden und ein Höchstmaß an Lebensjahren sorgt. Teil der Funktion des Schmerzes ist, dass er aufhört, wenn die Bedingungen sich verändern oder verbessern. Schmerz verlangt nach Veränderung. Er ist buchstäblich eine biochemische und energetische Regeneration im System. Unser Körper funktioniert auf eine erstaunliche Weise, die wissenschaftlicher Erklärung letztlich unzugänglich bleibt, und wir haben allen Grund, ihm zu vertrauen. Entspannen Sie sich also in den Schmerz, hören Sie auf ihn, und lassen Sie die Veränderungen zu, die er verlangt. »Nimm die Hand aus dem Feuer!« Ohne Schmerz gibt es kein Überleben. Wenn Sie also das nächste Mal Schmerz verspüren, versuchen Sie, einen Freund in ihm zu sehen, einen Führer auf dem Weg. Seien Sie gewiss, dass Heilung und Wandlung im Gange sind.

Entspannen Sie sich in den Schmerz hinein, aber tun Sie es im Einklang mit der Obhut der Natur. Haben Sie chronische Schmerzen, so bewegen Sie, um weitere Verletzungen zu vermeiden, den betroffenen oder verletzten Bereich innerhalb seiner natürlichen

Dehnungsgrenzen und mit dem Atem. Die therapeutische Methode besteht in der Kräftigung mit dem Wechsel des Ein- und Ausatmens, das den ganzen Körper durchströmt. Auf diese Weise fließt die nährende Kraft durch Sie hindurch und beseitigt dabei die inneren und äußeren Blockaden. Diese Kraft wirkt in uns auf unaufhaltsame und verlässliche Weise, wobei das Heilungsgeschehen durch unsere *Promise Practice* noch unterstützt wird. (Das Atmen in Rückenlage, mit zum Rumpf hin angezogenen Beinen, als eine der Übungsempfehlungen, bietet dabei mit den größten Heilungseffekt.)

Der Schmerz ist nicht unser Feind. Selbst wenn er chronisch ist, bedeutet er Heilung. Wenn wir das begreifen, können wir ihn – im Wissen, dass er etwas Natürliches und aus gutem Grund da ist – auch besser ertragen. Das Leben kommt mit jedem Grad von Schmerz zurecht, und notfalls produziert der Körper sein eigenes Betäubungsmittel, die im Gehirn gebildeten Endorphine (wörtlich »inneres Morphin«). Ob aus dem Zustand der Angst oder des Schmerzes, der Geist kann zur Entspannung zurückfinden, wissend, dass Heilung geschieht. Aber seien Sie zurückhaltend im Gebrauch pharmazeutischer Mittel zur Angst- oder Schmerzbewältigung. Wenn Sie sich erschöpft fühlen, ist das ein Signal. Hören Sie auf die Intelligenz der Natur. Ruhen Sie sich aus. Schon bald wird das Leben Ihnen wieder neue Kräfte zuführen.

Der letzte unausweichliche Heilungsschritt ist schließlich der Tod. Wenn unsere Arbeit in dieser Welt vollendet und unser Körper verbraucht ist, heilen wir in den Tod hinein. Es ist, als würden wir von der Mutter nach Hause getragen, zurück zur Quelle, der alles entstammt.

Die übliche Meinung will uns glauben machen, dass Schmerz uns am Vorangehen hindert und folglich eine Beschränkung darstellt, deren wir uns zu entledigen haben. Uns steht eine Reihe von Methoden zur Wahl, die allein die Befreiung vom Schmerz zum

Ziel haben, und indem wir sie ergreifen, leugnen wir seine fundamentale Heilfunktion. Einige spirituelle Lehrer sagen, dass Schmerz nur eine Art von Gewohnheit sei, die wir dramatisieren – wenn nicht sogar ein Spuk, der uns sozusagen heimsucht. Ihrer Meinung nach organisieren wir unser Leben auf den Schmerz hin, richten unser Verhalten dauerhaft auf ihn aus, wählen sogar unsere sozialen Kontakte im Hinblick auf sein Fortbestehen und fürchten ihn dabei wie ein reales Wesen, wie einen Teufel aus dem Mittelalter. Sie meinen, dass wir uns vom Schmerz befreien können, indem wir uns seiner einfach nur bewusst werden. Die Empfehlung ist, ihn lediglich zu beobachten, weil sich auf ihn einzulassen bedeute, weiteres Drama zu schaffen.

Das Konzept hat etwas für sich und ist der Erwägung wert. Was ich aber meine, ist, dass der Schmerz real ist und eine wichtige Aufgabe erfüllt. Zum größten Teil wird er durch die Lebensverleugnung verursacht, wie sie seit Generationen in unserer Gesellschaft vorherrscht und tradiert wird. Schmerz fordert von uns Veränderung, und dazu müssen wir ihn anerkennen, annehmen, uns seiner bedienen, nicht aber ihn fürchten.

Dogmen, die auf die Leugnung der Schmerzerfahrung hinauslaufen, sind Konstrukte, erdacht von Männern, die nichts mit Geburt und Mutterschaft, dem Leben und seinem Leiden zu tun haben wollen. Viele von ihnen sagen, dass sie das Dasein als grenzenloses Elend erleben und in der völligen Abkehr vom Leben deshalb die einzige Möglichkeit für sich sehen.

Ich respektiere die persönlichen Erfahrungen eines jeden, glaube aber nicht, dass in einer Welt konkreter Anforderungen, in der es um Fragen von Partnerschaft und Sex, ums Geldverdienen und Windelwechseln geht, Entsagungslehren Anspruch auf Allgemeingültigkeit erheben können. Ihre Vertreter oder Anhänger haben aus ihrem subjektiven Erleben weltumspannende Glaubenssätze gemacht, die die Realitäten des Lebens wie Schmerz, Sexualität und Schwangerschaft ausblenden. In Wahrheit verursacht diese Weltentsagung erst das Leiden, das sie mit ihren Methoden zu überwinden versucht. Eine Haltung, die die eigenen Erlebnisse aus innerer Distanz betrachtet, ohne sich ihnen hinzugeben, und beobachtend außerhalb des Erlebens steht, anstatt es zu verarbeiten, verwandelt alles in das »Andere«. Das mönchische Universalrezept des Verzichtleistens hat die Einstellung und das Verhalten der gesamten Gesellschaft geprägt und unserer Menschlichkeit überall Einbußen an inniger Verbundenheit gebracht. Was wir aber brauchen, ist die intime Verbindung mit dem Leben. Nur so lässt sich Schmerz lindern.

Innerhalb der modernen Psychotherapie und kognitiven Verhaltenstherapie versucht man heute, sich negativer Muster dauerhaft bewusst zu werden. Natürlich kann es sinnvoll sein, negative Muster zu erkennen; was wir aber am dringendsten benötigen, ist ein praktisches Mittel, um zu einem Leben inniger Verbundenheit zu finden. Was uns fehlt, sind nicht so sehr Meditation, Medikation und Philosophie, sondern unser *Leben*. Im Rahmen der primären Übung inniger Verbindung können auch diese Dinge ihren Platz haben. Aber erst die *Promise Practice,* die Innerlichkeit des Körpers, des Atems und all unserer Lebensbezüge wird uns das geben, was wir wirklich brauchen.

Was ich behaupte, ist, dass die Befreiung, von der der große Buddha spricht, genau in der entgegengesetzten Richtung zu finden ist: nicht indem wir »Verhaftung« meiden, sondern uns dem Atem, der Sexualität, der Mutterschaft öffnen. Ich erlaube mir hier manchmal den Scherz, dass Buddha mit seiner Frau in seinem Palast hätte bleiben und seine Prinzenstellung nutzen sollen, um den Menschen Wohltaten zu erweisen, anstatt in der Menschheit diese Spaltung zu bewirken. Aber darüber, was Buddha tatsächlich meinte, lässt sich ohnehin streiten! Meiner Ansicht nach bestand die Befreiung, die er lehrte, in vollkommener Innigkeit, darin, völlig in jedem Aspekt des natürlichen Lebens aufzugehen.

Die Praxis der Gewahrseins-Meditation, abgetrennt von der Praxis inniger Verbundenheit, kam erst Hunderte von Jahren später als ein dogmatisch begründetes Bewusstseinstraining auf. Gegenüber allem Geschehen die Position bloßer Zeugenschaft oder die Rolle eines Beobachters einzunehmen ist ein Grundzug vieler religiöser und spiritueller Lehren. So beruhen zum Beispiel das mönchische Leben im Christentum und viele der westlichen Lehren des New Age auf diesem Ideal. Frei von den Verstrickungen mit der Erfahrungswelt zu bleiben, so lautet hier die Devise, schafft auch die Befreiung von dem mit ihr verbundenen Leiden. Dieser Versuch der Weltentsagung, von der unsere ganze Gesellschaft durchdrungen ist, entfremdete uns unserer Natur und zog die monströsesten Exzesse menschlicher Verirrung nach sich – wodurch er nur noch mehr Leiden mit sich brachte. Der uralte Gegenentwurf zu dieser Methode besteht in der Praxis, sich der Erfahrungswelt mit all ihren angenehmen und schmerzlichen Aspekten zuzuwenden, sie an- und in sich aufzunehmen – was bedeutet, sie zu verwirklichen.

Die Bereitschaft zur Anerkennung des Leidens führt zu beeindruckenden Resultaten. Nicht anders als für Gautama Buddha gilt auch für uns, dass erst das Leiden uns dazu zwingt, innezuhalten und über die Gegebenheiten unseres Lebens nachzudenken. Leidvolle Erfahrungen durchbrechen unseren Trott, verlangen von uns Aufmerksamkeit und Initiative. Sie nötigen uns zu einer Bestandsaufnahme und dazu, aktiv zu werden, um unser Leben wieder auf die Reihe zu bekommen. Solange sich unser Leben in der erwünschten Richtung entwickelt, verspüren wir wenig Drang, über es nachzudenken, und folglich auch kaum die Motivation, uns auf einer tieferen Ebene mit uns selbst auseinanderzusetzen. Das Leiden ist also ein Geschenk. Dennoch neigen wir dazu, in ihm etwas zu sehen, dem wir uns widersetzen müssen, das es zu bekämpfen und zu überwinden gilt. Im Bemühen, das Leiden aus unserem Leben zu vertilgen, werden wir blind für seine positiven Botschaften und die Verwandlungschance, die in der persönlichen Leidenserfahrung liegt.

Um es klar zu sagen: Es ist der Mangel an inniger Verbindung, der die Verwirrung in unserem Geist schafft. Denken Sie einmal nach: Was ist es, das Ihren Geist in Aufruhr versetzt? Wenn wir jedoch in inniger Verbindung mit uns und dem Leben sind, ist unser Geist klar, wach und ausgeglichen. So einfach ist das. Die Meditation wurde erfunden, um uns von den Inhalten unseres aufgewühlten Geistes zu befreien, indem wir diese Inhalte beobachten, anstatt uns in sie hineinziehen zu lassen. Schön und gut. Aber sehen Sie in der Meditation einfach ein Mittel zur Einsicht und Klärung, das in die Übung inniger Verbundenheit eingebettet ist. Die Praxis der inneren Loslösung dagegen hat die Menschheit um die Verbindung mit ihrer natürlichen Seinsform gebracht, zum Körper und all den Formen seines Kontaktes mit der Welt.

Daher ist es wichtig zu verstehen, dass die grundlegende spirituelle Übung die Übung inniger Verbindung ist. Durch sie schmelzen unsere Probleme dahin wie Schnee in der Sonne. Verbundenheit ist die spirituelle Grundübung, durch die wir uns selbst erkennen, unser Leben unterhalb und jenseits des aufgewühlten Geistes finden. Die Verwirrungen lösen sich auf. Wir bedürfen keiner Meditation mehr als eines Mittels der Loslösung. Die wahre Meditation, die *Klarheit des Geistes,* stellt sich auf kraftvolle Weise von selbst ein, während wir in unserem Körper, unserem Atem, unserem Verbundensein und der Quelle ruhen, der alles entspringt. Verbundenheit tut not!

Im Wissen, dass er ein Zeichen von Reifung und Heilung ist, können wir zum Leiden ein neues Verhältnis gewinnen. Ohne Schmerzerlebnis würden wir die Hand nicht aus dem Feuer ziehen, ohne Leidenserfahrung in qualvollen Beziehungen und allen möglichen Abhängigkeiten verharren und niemals den Antrieb zu Wandlung und Entwicklung verspüren. Die Entspannung in den Schmerz hinein erlaubt uns, tiefer in den nährenden Grund vorzudringen. Mütter berichten, dass ihre Geburt umso leichter verlaufen ist, je mehr sie mit dem Schmerz gearbeitet und in ihm losgelassen haben. Mutterschaft, Schmerz und Liebe sind voneinander untrennbar und bilden die Substanz der Wirklichkeit. Das Mitleiden, dem die Weltreligionen einen so wichtigen Platz einräumen, ist der natürliche Fluss der Fürsorge, die wir einander und uns selbst angesichts des Leidens, das nach seiner eigenen Linderung verlangt, zukommen lassen. Es ist die Fürsorge, die wir in der Aufopferung der Mutter für ihr schutzloses Kind erleben, und in der Liebe des erwachsenen Kindes, das seine hilflos gewordenen Eltern in ihrer Todesstunde begleitet. Unsere Bereitschaft, das Leiden zu fühlen, trägt uns der Liebe zu.

Die sanfte tägliche Disziplin der Übung lehrt uns, an der natürlichen Innigkeit, die uns bereits gegeben ist, teilzuhaben und aus der daraus resultierenden Gesundheit Linderung für unser Leiden zu schöpfen. Das wesentliche Medium dafür ist nicht einfach nur der Atem, sondern unsere eigene innige Verbindung *mit dem* Atem und *mit dem* Leben. Die dem Leben innewohnenden Heilkräfte entfalten auf diese Weise ihre größte Wirkung. Wir alle sind vor allem auch atmende Wesen – eine grundlegende Tatsache, die wir im Allgemeinen nur vollkommen vergessen. Über die tägliche Übung können wir die innige Verbindung mit dem Atem und uns selbst wiederherstellen, und in dieser Verbindung besteht die große Heilung. Durch den Atem haben wir auf bewusste und mitfühlende Weise an der Fülle des Lebens selbst teil, und in dieser Teilhabe erfahren wir Erholung und Gesundung: das wahre Ziel von Mutter Natur.

Menschen erzählen mir oft, dass es ihnen unangenehm ist zuzugeben, dass sie leiden oder deprimiert sind. Sie haben das Gefühl, ihr Leiden unterdrücken und weiterfunktionieren zu müssen, anstatt dem Schmerz und seinem natürlichen Ablauf die nötige Zeit zu lassen. Wenn Sie aber für das Leben überhaupt empfänglich sind, dann *können* Sie gar nicht anders als leiden. Leiden ist oft nichts anderes als die völlig angemessene, natürliche Reaktion auf die chaotischen Zustände in dieser Welt. Schmerz ist ein dynamischer Prozess der Verwandlung und Heilung, der *gefühlt* werden will, damit er seine Transformations-Arbeit verrichten kann.

Eines Tages würde ich gerne einen Workshop mit dem Titel abhalten: »Wie man unglücklich wird und bleibt, um die Liebe zu erfahren!« Natürlich ist der Titel ein Scherz, aber ein ernstgemeinter! Liebe ist die Bereitschaft, das Leben als das zu betrachten, was es ist, und alles im Leben anzunehmen, auch das Leiden. Im Rahmen der *Promise Practice* müssen wir unserer Seele und unserem Körper zugestehen, den Schmerz auf natürliche Weise zu verarbeiten, und dabei mit uns selbst so sorgsam wie möglich umgehen. Denken Sie daran, dass Sie stets vom Leben getragen sind und dass selbst in den dunkelsten Zeiten von Depression und Verzweiflung Verwandlung stattfindet.

Wenn wir im Leiden einen Freund und Lehrer sehen, können wir mit ihm einen neuen Sinn verbinden, und wenn wir das tun, wird uns bald klarwerden, dass die innige Verbindung, die wir zu den weniger angenehmen Seiten des Lebens und unserer Lebenserfahrungen herstellen, uns auch die Chance eröffnet, mit allen normalen Gegebenheiten in echtem Kontakt zu sein – und ganz besonders mit anderen Menschen. Oder wie ich zu sagen pflege: »depressed« bedeutet »deep rest« – Depression ist eine tiefe Ruhe, eine Art Winterschlaf der Seele. Überlassen wir uns also seiner in der Tiefe wirkenden Erneuerungsarbeit.

7. Sex ist niemals »bloß Sex«

Sex ist ein heiliger und machtvoller Akt der Vereinigung und innigen Verbindung. Dennoch ist es kaum möglich, das Wort auch nur aus-zusprechen, ohne dass etwas Negatives und Schlüpfriges mit anklingt. Wir müssen diesem Wort seine Würde und der Vereinigung des männli-chen und weiblichen Prinzips den Ehrenplatz zurückgeben, der ihr ge-bührt.

Der Quellgrund des Lebens wird als Atem spürbar. Jeder Atem-zyklus vereint die empfänglichen femininen Eigenschaften der Einatmung mit den kraftvollen maskulinen Eigenschaften der Ausatmung. Der ganze Körper wird im Atemvorgang von seinen weiblichen und männlichen Eigenschaften durchdrungen, dem wonnigen Gefühl ihres Ineinanders. Der Körper liebt seinen Atem, und die Einatmung liebt die Ausatmung.

Aus der innigen Verbindung mit allen Gegebenheiten – Leben und Atem – erwächst auf natürliche Weise das menschliche Be-dürfnis nach innigem Kontakt mit dem »anderen«. Weit davon entfernt, eine gefährliche oder zerstörerische Macht zu sein, ist die Sexualität vielmehr das Abbild unserer Identität und Selbst-bewertung als Mensch, unserer tiefsten Sehnsüchte, Überzeugun-gen und Wertorientierungen. Eine von Liebe und Innigkeit getra-gene Beziehung aufzubauen heißt, das Leben zu feiern, und erst wenn wir das vollständig verinnerlichen, wird Sexualität zum freudeerfüllten Ausdruck der Liebe zwischen zwei Partnern. Sex wird dann zum Ausdruck von Liebe, wenn zwei Menschen bereit sind, einander mit Offenheit und Echtheit zu begegnen. Wenn wir uns auf dieser Ebene miteinander verbinden, überwinden wir Un-sicherheit, Unaufrichtigkeit und Leid, und die daraus entstehende Schönheit und Kraft durchströmt unser ganzes Leben. Wer wirklich geliebt wird, kann auch anderen Liebe geben. So einfach ist das.

So wie unser Herz Blut durch unsere Arterien und Venen pumpt, kommt im Körper das instinktive Verlangen nach dem Genuss der Vereinigung zum Ausdruck. Wenn wir uns all unserer gesellschaftlichen Prägungen entledigen und von der Ebene rein physischer Instinkte aus agieren könnten, würden wir in uns wenig Widerstand gegen die Umsetzung und Kultivierung dieser elementaren und heiligsten Lebensenergie entdecken. Für die meisten Menschen indes ist dieser Lebensausdruck mit sozialen Erwartungen und mentalen Beschränkungen untrennbar durchsetzt. Aus der Leugnung der spirituellen Dimension der Sexualität, ihrer Vermarktung und ihrer Entstellung durch die Pornographie ergibt sich ein weites Spektrum an Verdrängung einerseits und Pervertierung andererseits – und daraus folgend wiederum ein Mangel an Sensibilität und echter Verbindung.

»Unverbindliche« Beziehungen und Trennung

Die gegenwärtige Häufigkeit von Scheidung und Trennung ist ein Indiz dafür, dass uns die Fähigkeit zur innigen Verbindung mit dem »anderen« abhandengekommen ist. Viele Leser werden bereits die tiefe Trauer erfahren haben, die mit dem Ende einer Liebesbeziehung einhergeht, die aus dem Verlust entstehende Verunsicherung und das Misstrauen, das danach verbleibt. Oft mühen wir uns dann ab, um uns die ursprüngliche Tiefe der Bindung und jene besondere »Chemie« zu bewahren, die einmal am Anfang der Beziehung stand, und arbeiten uns damit doch nur tiefer in die gegenseitige Entfremdung hinein. Der Versuch, unserer Liebesfähigkeit wieder zu ihrem freien Ausdruck zu verhelfen, kann uns dann manchmal als aussichtslos erscheinen. Das gegenwärtige gesellschaftliche Klima, in dem Sex mehr als Ware gilt denn als ein heiliger Akt der Vereinigung und tiefen Verbindung, und die populäre Propagierung »unverbindlicher« sexueller Kontakte tun dann ein Übriges.

Wie aber sollen wir innige Verbindung untereinander herstellen können, wenn die Botschaft an uns lautet, Sexualität sei oft eben »bloß Sex«? Denn auch mit dieser volkstümlichen Auffassung entwerten wir die machtvolle Energie, die zwischen zwei Menschen im sexuellen Akt zum Fließen kommt, und versagen uns selbst den höchsten Genuss der Erfüllung. Oft berichten mir Frauen von ihrem Gefühl, dass die heutigen Männer zwar Sex haben, sich aber nicht dauerhaft in einer intimen Liebesbeziehung binden wollen. Diese Männer sind zu bedauern, denn ihnen entgeht, was Sex in Wahrheit ist: das erhabene Erlebnis vollkommener Vereinigung des männlichen und weiblichen Prinzips. Sie entladen sich über die rein physische Stimulation, in einer Art Selbstbefriedigung mit dem Körper einer Frau. Sie haben nicht gelernt, die feinstofflichen weiblichen Energien in der Sicherheit intimer Vereinigung in sich aufzunehmen, was auch für die Frau schlimme Folgen hat.

Intimität ist nichts Beiläufiges und Oberflächliches, was schon in der ursprünglichen Bedeutung des Wortes *intimus* »innerst«, »innigst«, »vertrautest« zum Ausdruck kommt. Sie verweist uns auf die Möglichkeit, auf innige Weise am Leben eines anderen Menschen teilzuhaben, wodurch wir uns zugleich mit der Erneuerungskraft der Natur verbinden. Auch wenn wir uns gerade nicht in einer intimen Beziehung mit einem anderen Menschen befinden, stehen wir doch in einer intimen Beziehung zu uns selbst, zu unserem Körper, zu unserem Atem. Und indem wir diese Urverbindung pflegen, pflegen wir zugleich die innige Verbindung mit anderen.

Martina: Integration der weiblichen und männlichen Anteile

Martina Duel, eine befreundete Wissenschaftlerin aus Byron Bay in Australien, beschreibt, wie die Verbindung zwischen Ein- und Ausatmung als empfängliche Stärke einerseits und der Vereinigung ihrer weiblichen und männlichen Anteile andererseits für sie durch die Übung erlebbar wurde:

Am vergangenen Wochenende habe ich etwas sehr Wichtiges in meinem Promise-Practice-Seminar gelernt. Im Anschluss an die Morgenübung des ersten Tages fühlte ich mich irgendwie »komisch«, wenn auch nicht auf unangenehme Weise. Das hielt das ganze Wochenende über an, bis ich am zweiten Tag während des Mittagessens herausfand, worin dieses seltsame Gefühl bestand: Vielleicht zum ersten Mal in meinem Leben spürte ich in mir Stärke und Empfänglichkeit zugleich!

Während der vergangenen zehn Jahre habe ich viel mit dem Erfahren meiner weiblichen und männlichen Energien gearbeitet – in mir selbst, in Bezug auf andere Menschen und das Leben generell. Aber mir wurde nicht wohl dabei; denn wenn ich in meiner männlich-offensiven Form war, erlebte ich mich als zu aggressiv, verbissen und unflexibel. Umgekehrt war ich mir in meiner weiblichen Form zu weich und nachgiebig. Ich konnte mich dann anderen gegenüber nicht ausreichend abgrenzen und ging auf fremde Anliegen zu bereitwillig ein. Schließlich misstraute ich beiden Seiten in mir, bis ich in mir selbst gefangen und verunsichert war.

Inzwischen bin ich in der Lage zu sehen, wie innig die beiden Energieformen miteinander verflochten sind, und kann, anstatt auf neurotische Weise von einem Modus in den anderen zu verfallen, beide zugleich in mir wahrnehmen und verwirklichen. Schlüssel zu dieser Erfahrung wurde für mich, als ich die Einatmung als eine Gabe erlebte, die ich nur in Empfang zu nehmen brauchte. Vielleicht zum ersten Mal in meinem Leben wusste ich, wie es sich anfühlt, etwas zum Geschenk zu erhalten, ohne dass daran eine Bedingung geknüpft ist.

Zugleich erschloss sich in mir damit eine neue Ebene der Empfänglichkeit – und die aufregende neue Aussicht, mein Leben aus beiden Polen heraus zu leben: mit der gebotenen Kraft, um meiner weiblichen Seite Halt zu geben, und der gebotenen Empfänglichkeit, um meiner kraftvollen, aktiven Seite mit liebevoller Weisheit zur Seite zu stehen.

Innige Verbundenheit ist das stärkste Aphrodisiakum, und der rein körperliche Sexualakt bleibt hinter ihr weit an Intensität zurück. Unser Verständnis von Sex wurde pervertiert durch die Welt der Pornographie, die nichts vom Austausch dieser Urenergie zwischen zwei Menschen weiß und uns die Vorstellung vermittelt hat, Sex sei eine Art Film- oder Bühnenspektakel. Wer aber je eine verbindliche Partnerschaft eingegangen ist, wird erfahren haben, dass Sex in Verbindung mit echten und tiefen Gefühlen die außerordentlichste Erfahrung ist, die wir als Mensch machen können. Sie ist nichts, das sich über flüchtige Abenteuer oder gar käufliche Kontakte einstellt; vielmehr stellen dergleichen Begegnungsformen eine Trivialisierung des tiefgründigen Energieaustausches dar, der in der sexuellen Vereinigung stattfindet. Im Allgemeinen sind es Frauen, die von solchen Begegnungen die tieferen Verletzungen davontragen, vielleicht auch deshalb, weil ihre Körperchemie starke Bindungssignale aussendet, die auf eine dauerhafte Annäherung an den Sexualpartner zielen. Aber auch die Männer tun sich mit flüchtigen Sexkontakten keinen Gefallen, denn der höchste Genuss entsteht für sie nicht aus der Kontrolle des Weiblichen, sondern aus der echten Empfänglichkeit für das Weibliche – die letztlich nichts anderes ist als Empfänglichkeit für unser natürliches Sein.

Was wir brauchen, ist eine veränderte Einstellung gegenüber der Sexualität und den Geschlechterrollen. Das Missverständnis in Bezug auf die männliche und die weibliche Rolle im Sexualakt ist ein wesentlicher Teil des Problems, das oft auf beiden Seiten zu

Unzufriedenheit führt. Männliche Erfüllung besteht nicht in der Beendigung des maskulinen Verlangens, vielmehr liegt der Genuss des Mannes im Genuss der Weiblichkeit. Wenn die Kräfte des Weiblichen und Männlichen zusammenkommen, entsteht etwas Außerordentliches. Es ist eine Harmonie oder Vereinigung, die für sich selbst einen mächtigen Wesenszug der Beziehung bildet und keiner »sexy« Stimulanzien und Techniken bedarf. Echtes Gefühl ist alles, was nötig ist.

Die Kraft der Stille: Eine vertrauliche Partnerübung

Hier folgt eine einfache, aber wirkungsvolle Übung, die Sie jederzeit mit Ihrem Partner oder Ihrer Partnerin durchführen können. Stellen Sie das Telefon und auch den Fernseher ab, und legen Sie sich bequem nebeneinander auf das Bett oder den Boden. Spüren Sie für einen Moment in die Stille des Augenblicks hinein. Verweilen Sie im Gefühl dieser Stille, der Stille allen Lebens, und verbinden Sie sich mit der natürlichen Kraft, die aus ihr kommt. Wenden Sie sich dann einander zu, und lassen Sie die Energie zwischen sich fließen. (Sie können sich diese Energie auch bildhaft vorstellen, zum Beispiel als ineinandergreifende Licht- und Kraftlinien wie in den Bildern von Alex Grey, die das Zusammenspiel anatomischer und spiritueller Kräfte im feinstofflichen Körper zeigen; oder auch wie die Lichtströme in der Heilungsszene aus dem Film *Avatar*.) Sie können einander nun zunächst leicht berühren und schließlich in eine enge Umarmung gleiten.

In einem alten Lied, das ich in Neuseeland gehört habe, heißt es: »Was bewegt scheint, ruht. Das Meer liegt still. Und doch spürt sein leises Erschauern, wer will.« Die *Promise*-Übung ist die schlichte

Teilhabe an der lebendigen Bewegtheit des Körpers, des Atems, der Sinne, der Sexualität: wie Klänge aus der Stille kommend und wieder in die Stille zurückkehrend.

Es hat etwas zutiefst Befreiendes, wenn Sie Ihrer Partnerin oder Ihrem Partner eingestehen können, dass Sie gemeinsam stärker sind als jeder für sich allein, wenn dieses Eingeständnis gegenseitig zum Ausdruck gebracht und in seiner Wahrheit gefühlt wird. Sie entdecken einen tiefen Strom von Gefühlen zwischen sich fließen – so weit und tief wie der unermessliche Strom des Lebens selbst. Es ist aber auch ein Ort, an dem wir uns verletzlich fühlen, und oft haben wir Angst, uns dorthin zu begeben. Wir glauben, in unserer Einsamkeit sicherer zu sein und keine Zurückweisung zu riskieren, denn alles, was wir mit einem Menschen teilen, kann uns wieder entzogen werden. Aber gerade in dieser Verletzbarkeit liegt Kraft, weil sie die Wahrheit ist.

Wenn Sie also einem Menschen begegnen, der sich vor Ihnen ebenso verletzbar macht, lassen Sie ihn nicht wieder ziehen. In der Gemeinsamkeit liegt ein höherer Lebensgenuss als in der Einsamkeit. Und damit meine ich keineswegs nur die sexuellen Aspekte, sondern die ganze Beziehung. Die Harmonie zwischen ebenbürtigen Partnern und der gemeinsame Genuss steigern sich noch in der gegenseitigen Dankbarkeit für die besondere Qualität, die aus der Verbundenheit entsteht. Und in der sexuellen Vereinigung kommt diese Qualität auf kraftvolle Weise im Zusammenhang des Ganzen zum Ausdruck.

Das größte Handicap der verschiedenen Mythen, die sich um die männliche oder weibliche Identität ranken, besteht darin, dass sie die in uns angelegte Notwendigkeit, den männlichen und weiblichen Pol im eigenen Inneren zu vereinigen, durch ein Klischee verdecken. Die Stereotypen vom starken Mann und der hingebungsvollen Frau entfremden beide Geschlechter von sich selbst und machen aus ihrem Verhältnis zueinander, das eines der gegenseitigen Unterstützung und der authentischen Begegnung sein sollte, einen Machtkampf. Dabei geht es nicht darum, dass Frauen sich mehr wie Männer gebärden und Männer mehr wie Frauen. Die männlichen und weiblichen Anteile prägen sich in jedem Menschen auf andere und je einmalige Weise aus. Es ist von großer Wichtigkeit, dass diese unterschiedlichen Qualitäten auch in der sexuellen Vereinigung zum Ausdruck kommen. Wir schaffen sonst nur neues Leid, indem wir bloß das Drama des gesellschaftlich konditionierten Geistes und seiner Rollendefinitionen ausleben. Unserer Sexualität ihre Würde zurückzugeben bedeutet, sich eines ganzes Bündels von Vorurteilen und falscher Glaubenssätze zu entledigen. Wir haben lange genug schlechte Erfahrungen mit ihnen gemacht, und es ist an der Zeit, sie bewusst zu hinterfragen.

Victoria:
Innige Verbundenheit mit sich selbst

Mein Leben lang habe ich Sexualität nur in der einen oder anderen sehr fragwürdigen Form erfahren. Entweder war sie die beiläufige Befriedigung eines momentanen Gelüstes, wie das Herunterschlingen eines Stücks Schokoladenkuchen, oder etwas Schmutziges und Heimliches, wie mein sexueller Missbrauch als Kind. Sexualität kannte ich vor allem als Projektionen von Männerphantasien, sei es als Barbiepuppe, die für mich zum Schönheitsideal wurde, oder in den Zerrbildern von Mann-Frau-Beziehungen, wie sie mir die Seifenopern oder Hollywoodstreifen im Fernsehen vermittelten. Naiv, wie ich war, setzte ich Sex meinerseits als Machtmittel ein, bis ich mit sechzehn Jahren vergewaltigt wurde. Anstatt mit Empörung zu reagieren, fühlte ich mich beschmutzt. Wie viele Frauen in dieser Situation glaubte auch ich, selbst schuld an meiner Vergewaltigung zu sein, und dass es die Strafe für meine Untreue sei. Ich hasste mich selbst, und ich hasste meine Sexualität.

Wer als Mädchen in dieser Gesellschaft aufwächst, ist mit dem Widerspruch konfrontiert, dass einerseits die Medien ein männliches Bild von Sexualität bedienen, das aus der Frau ein Sexualobjekt macht, und andererseits Frauen, die ihre Sexualität leben, als Schlampen verleumdet werden. Hinsichtlich der Erfüllung meiner Sexualität war ich also auf zwei Optionen beschränkt: entweder in einer monogamen Beziehung zu leben – um in ihr dann vielleicht umzusetzen, was in Pornofilmen zu sehen ist, um unser Sexleben aufzupeppen – oder aber jahrelang ein Single-Dasein mit gelegentlichen One-Night-Stands zu führen. So oder so blieb ich auf einer oberflächlichen Ebene von Sexualität, unter der ich mein wahres Selbst verbergen konnte, von dem ich überzeugt war, dass es nicht liebenswert sei. Die flüchtigen sexuellen Begegnungen fanden gewöhnlich unter starkem Alkoholeinfluss statt. Wenn ich getrunken hatte, war ich in der Lage loszulassen, was mir nüchtern nicht gelang, weil ich zu viel Angst hatte, mich zu öffnen. So blieb ich eine Gefangene meiner eigenen Sexualität und litt vor mich hin.

Zwischen Ende zwanzig und Anfang dreißig durchlief ich dann meine sexuelle Experimentierphase. Ich lebte über die Sexualität meine verdrängte Wut aus und hasste mich anschließend umso mehr dafür. Mit Mitte dreißig schließlich ging ich meiner Sexualität gänzlich aus dem Weg und war praktisch asexuell, komplett abgeschnitten von mir und meinem wahren Selbst.

Dann stieß ich auf eine Form von Körperübungen, von denen ich mir etwas für mich und meine Misere erhoffte. Anfänglich konsumierte ich sie auf dieselbe oberflächliche Art, wie ich es zuvor auch mit dem Sex gehandhabt hatte. Wenn ich es der Lehrerin gleichtun und eine noch so verdrehte Körperposition einnehmen könnte, so dachte ich, würde mich das vielleicht weiterbringen. Als es mir aber nicht gelingen wollte, warf mich das noch mehr auf mich selbst zurück. Ich fiel in ein Loch und hörte für längere Zeit ganz auf zu üben.

Trotzdem hatte ich das Glück, dass dabei irgendetwas hängenblieb, das in mir unmerklich, aber unaufhaltsam eine Veränderung bewirkte: Ich hatte die Verbindung zu meinem Herzen gefunden. Mit Hilfe der *Promise Practice* fand ich schließlich zu meiner eigenen Übungsform, die mich noch tiefer mit mir selbst in Kontakt brachte. Die größere Beachtung, die ich nun zunächst während der Übung meinem Körper und damit auch meinem Atem schenkte, dehnte sich dann nach und nach auf alle meine Lebensbereiche aus. Ich begann damit, auf mein Inneres zu hören, auf mich zu achten, und lernte schließlich, mich selbst wirklich zu lieben.

Noch immer wünsche ich mir eine Partnerschaft, jemanden an meiner Seite, mit dem ich durch das Leben gehen kann, und die Sehnsucht danach kann mitunter ziemlich quälend sein. Aber der Wunsch nach einer tiefen Verbundenheit mit mir selbst überwiegt, und ich betrachte es als Glück, über meine Übungen diese Verbindung wieder herstellen zu können. Auch auf meine Beziehungsfähigkeit hat sich meine Stabilisierung positiv ausgewirkt. Ich lerne gerade jemanden kennen, und anstatt auch in diesen neuen Kontakt wieder den Ballast aus der Vergangenheit hineinzutragen und mich aus Furcht vor Verletzung zu verschließen, kann ich unser Zusammensein unbeschwert genießen. Ich kann mich mit dem, was mich im Herzen bewegt, mitteilen, unbehindert von Ängsten und der daraus resultierenden Erwartungshaltung.

Es kann harte und mühselige Arbeit bedeuten, sich von den negativen Einstellung gegenüber der Sexualität, wie sie seit Generationen weitergegeben wird und in der Not des Einzelnen zum Ausdruck kommt, zu befreien. Männer und Frauen verbinden mit Intimität und was sie für sie bedeutet, unterschiedliche Vorstellungen. Es liegt in der Hand von Einzelnen und Paaren, das jeweils für sich selbst herauszufinden, anstatt fertige Rollenklischees zu übernehmen.

Alles Seiende steht miteinander in Verbindung, ist eingebunden in den großen Zusammenhang der Natur. Unser aller Leben hängt von dieser großen Umarmung des Lebens ab, von der ununterbrochenen Verbindung untereinander. Wenn zwei Menschen einander sagen: »Du bist meine Kraft«, kann der Strom des Lebens frei zwischen ihnen fließen. Die Befreiung der Sexualität liegt darin, mit dem eigenen Körper in Kontakt zu kommen und auf eigene Weise zu dieser Erfahrung zu finden. Sobald wir uns in unserer Verwiesenheit aufeinander anerkennen und damit den Ursprung unserer Kraft erkennen, sind wir bereit für einen Weg der Bejahung und Heilung, auf dem es für uns keine Grenzen gibt.

Der Scheingegensatz von Göttlichkeit und Sexualität

Religiöse oder spirituelle Texte können uns Orientierung geben und Einsichten vermitteln, aber wir sollten uns davor hüten, die Liebe, die wir füreinander hegen, zugunsten einer abstrakten Vorstellung wie Gottesliebe oder »universelle Liebe« ihres persönlichen Charakters zu entkleiden. Sie selbst – und jeder Mensch in Ihrem Leben – sind ebenso Teil des Universums und eine Offenbarung Gottes, wie es die Ozeane, die Bäume, der Himmel und das Weltall sind. Allein über die innige Zuwendung zweier Menschen kann göttliche Liebe wahrhaft fühlbar werden. Und wenn wir der sexuellen Vereinigung – der machtvollsten Verbindung, die wir mit einem anderen Wesen eingehen können – ihren Wert und ihre Würde zuerkennen, verbinden wir uns unmittelbar mit dem Ursprung des Lebens. Aus diesem Grund heißt es in den alten Überlieferungen, dass ein Mann und eine Frau einander Gott zuzuführen vermögen.

Auch wenn uns spirituelle Vorstellungen und Texte eine Quelle der Inspiration sein können, bleiben sie doch ohne praktischen Wert, solange wir sie nicht im grundlegenden Kontakt mit dem Körper, mit dem Atem und unserer ursprünglichen Vollkommenheit in uns aufnehmen. Verschiedene religiöse Hilfsmittel – wie Gebet, Rezitation von Texten und Aufsagen von Mantras – können dazu dienen, sich inniger Verbundenheit zu vergewissern.

Ihre größte Kraft entfalten sie aber erst außerhalb der Grenzen einengender Glaubenssysteme. Die Verleugnung der Sexualität durch die Religionen und die Idee von Schuld, die viele religiöse Traditionen mit der Wollust verknüpfen, haben einen Keil zwischen das natürliche Verlangen unseres Körpers und den Ursprung des Lebens in uns getrieben. Der grundlegende, heilige Akt der Vereinigung zweier Menschen wurde als etwas Minderwertiges aufgefasst, als ein Abweg, etwas, das von spiritueller Erfahrung *fortführt*. Der Sexualität wurde eine Position zugewiesen, in der sie als eine niedere Begierde erscheint, die es zu transzendieren gilt, um Erleuchtung zu erlangen und dem Göttlichen näher zu sein. Einige der religiösen Traditionen behandeln Sexualität als ein notwendiges Übel, das allein zum Zweck der Fortpflanzung seine Berechtigung hat. Aber auch wer dem sexuellen Verlangen die Funktion zuerkennt, ein Paar in Liebe zu verbinden, bleibt damit noch im Schatten des Apostels Paulus, dessen biblische Ermahnung der Witwen und Unverheirateten lautet: »Wenn sie aber nicht enthaltsam leben können, sollen sie heiraten. Es ist besser zu heiraten, als sich in Begierde zu verzehren.« (1 Korinther, 7,9)

Diese Lehren sind über Jahrhunderte in unser Denken eingesickert und haben schließlich alle Aspekte unserer Kultur durchdrungen, womit sie großen Schaden angerichtet haben. Es ist die Verleugnung unseres angeborenen Bedürfnisses nach körperlicher Nähe, die der verkehrten Idee als Nährboden diente, unser Körper mit seiner Fähigkeit zum sexuellen Genuss, sein Herzschlag und Atem seien der Gotteserfahrung und Spiritualität polar entgegengesetzt.

Selbstachtung, Achtung des Körpers und der Kostbarkeit unserer Sexualität fördern eine soziale Ordnung, die auf Liebe und gegenseitiger Fürsorge beruht anstatt auf Kontrolle und Verdrängung. Die Verleugnung der Sexualität schafft nichts als Leiden und

Konflikt, wie wir es zum Beispiel an der Einrichtung des Zölibats ablesen können. Wer zu lange den Atem anhält, wird, wenn er wieder zu atmen beginnt, umso heftiger nach Luft ringen. Nicht anders hat die Unterdrückung der Sexualität nur ihre Faszination verstärkt – mit dem Erfolg, dass sie sich nun, quer durch die Religionen, in ihren pathologischen und destruktiven Deformationen zeigt. Das Zölibat ist kein Zeichen von Stärke, sondern Ausdruck von Konfusion, nämlich der irrigen Vorstellung, der Sexualakt stehe in irgendeiner Form zu den tieferen Ebenen spiritueller Erkenntnis im Widerspruch.

Wer sein Leben weitgehend auf eine religiöse Praxis hin ausrichtet, kann sich schwer damit tun, das Konzept geschlechtlicher Abstinenz als ein spirituelles Ideal in sein Weltbild zu integrieren oder als Philosophie umzusetzen. Die häufigste Folge dieser Unmöglichkeit ist der von Schuld getriebene Versuch, das Leben in Schubladen aufzuteilen. Die Lust an der eigenen Körperlichkeit und am Sex oder die Freuden des Familienlebens werden dann oft als etwas betrachtet, das gegenüber dem Verzicht auf Sexualität und Familie, zugunsten einer höheren spirituellen Entwicklung, von geringerem Wert ist.

Ironischerweise hat dieser Ansatz zu einer Lebensweise geführt, die die Gotteserkenntnis oder Buddhaschaft eher behindert als fördert. Sie hat eine Art Hierarchie geschaffen, nach deren Verständnis das normale Familienleben gegenüber der Berufung zum Priester oder zum Klosterleben als Mönch oder Nonne – sei es westlichen oder östlichen Gepräges – einen niederen Rang einnimmt. Bevor der Buddhismus vor zweitausendfünfhundert Jahren aufkam, hatte man im Osten keinen Begriff von einem Verzicht auf Sinnlichkeit oder von einem Zölibat als einer spirituellen Zielsetzung. Vielmehr galt gerade die innige Verbundenheit der Familiengemeinschaft, in der jedem Einzelnen höchste Achtung gebührt, als ideale Voraussetzung für eine spirituelle Lebensführung. Und selbst innerhalb des Christentums fand die Tradition des Zölibats erst vor rund eintausend Jahren allgemeine Verbreitung (nicht zuletzt mit dem pragmatischen Ziel, Ländereien, die sich im Kirchenbesitz befanden, vor der Aufteilung unter der Nachkommenschaft zu bewahren).

In sexueller Hinsicht scheinen Frauen besonders schlechte Karten zu haben. Solange der Frau in unserer Gesellschaft entweder die Rolle der Tugendwächterin oder der sündigen Verführerin zugewiesen wird, befindet sie sich in einer paradoxen Situation, in der sie nur verlieren kann. Weibliche Sexualität wird als potenziell gefährliche und verderbliche Macht angesehen, die in Schach gehalten werden muss; und im traditionellen Konzept von Familie erhält Sex seinen Wert noch immer ausschließlich über seine Funktion der Fortpflanzung, nicht jedoch über seine Aspekte von Genuss, durch die sich eine Frau ganz als Frau fühlt. Auch wer nicht religiös ist, wird diese Denkstrukturen mehr oder weniger ausgeprägt in seinem kollektiven Bewusstsein wiederfinden, von wo aus sie die Art, wie wir Sex und Intimität erfahren, unvermindert beeinflussen.

Keineswegs blieb diese Einstellung gegenüber der Sexualität auf die monotheistischen Traditionen des Westens beschränkt. Im Anschluss an seine Erleuchtung brach Buddha mit den Konventionen seiner Zeit und Umgebung, indem er Frauen und Männer unterschiedlicher Kasten gleichermaßen öffentlich unterwies. Dennoch hatte er weiterhin Bedenken, Frauen in seinem inneren Kreis zuzulassen, weil er befürchtete, seine Mönche könnten durch sie abgelenkt werden. Er lehrte Liebe und Mitgefühl, äußerte sich aber kaum über Fragen sexueller Intimität. (Einer seiner Jünger überredete ihn schließlich dazu, einen buddhistischen Nonnenorden zu gründen, dem eben jene Frau vorstehen sollte, die er als seine Gattin zurückgelassen hatte, als er sich als

Wanderasket auf die Suche nach der Erlösung vom menschlichen Leiden begab.)

In der religiösen Tradition Indiens wird umherziehenden heiligen Männern, die ein enthaltsames Leben führen, das sie angeblich ethisch über andere stellt, höchste Verehrung zuteil. Aber die Vorstellung, dass sich durch den Rückzug von der körperlichen Intimität mit einem anderen Menschen irgendwelche Energiebeträge freisetzen ließen, die nun für die spirituelle Versenkung oder die Liebe zu Gott zur Verfügung stehen, ist bestenfalls abwegig. Liebe hat immer etwas mit Intimität zu tun. Intime, innige Beziehungen sind das Medium, durch das wir unsere Liebe erfahren und zum Ausdruck bringen. Jeder Versuch der Entpersönlichung von Liebe, der sie in einen abstrakteren Kontext übersetzt, wie die universelle Menschenliebe oder die Liebe zu Gott, wird nur zu ihrer Verwässerung führen.

Und bitte verabschieden Sie sich von der absurden Voraussetzung, nur Gott *oder* Sex könne Platz in Ihrem Leben haben, nicht aber beides. Das ist schlichtweg nicht wahr. Sexualität und Spiritualität sind eines und dasselbe und nicht voneinander zu trennen. Die Vorstellung ihrer Gegensätzlichkeit ist nichts anderes als eine ungeprüfte Annahme, die noch immer ihr Unwesen in uns treibt. Die Sexualität unter jungen Menschen wurde durch sie auf einen körperlichen Akt reduziert, der entweder sehr beiläufig und unbefriedigend ist oder – durch die steigende Zahl der sexuell übertragbaren Krankheiten – als Gefahr für Leib und Leben gilt. Die Zeit ist reif für einen Wandel unserer Einstellung, für eine neue Form von Aufklärung, denn wir können nun *sowohl* Gott *als auch* Sex einen Platz in unserem Leben geben.

Wenn wir die sexuelle Vereinigung achten und wertschätzen, verbinden wir uns mit der Quelle allen Lebens. Es ist der Ort, an dem der grenzenlose Fluss der Lebensenergie entspringt, der auch Ihr Leben als ein zu einer Einheit verbundenes System polarer Gegensätze geschaffen hat. Es ist im wahrsten Sinne des Wortes ein Gefühlsstrom, der sich durch Ihren ganzen Körper zieht wie ein großer, weiter, tragender Fluss, der Sie nährt und läutert und Ihnen den Himmel auf Erden beschert. Das verspreche ich Ihnen.

8. Die Vereinigung der Gegensätze

Sex, als die innigste Vereinigung des Männlichen und Weiblichen, schuf Ihren Vater und Ihre Mutter, durch deren Vereinigung wiederum Sie geschaffen wurden. Sex ist kein Hindernis für das Wissen um unseren Ursprung, sondern das eigentliche Mittel dazu.

Die *Promise Practice* bezieht ihre Kraft aus einem der ältesten Prinzipien, dessen sich der menschliche Geist bewusst wurde: der Teilhabe an der Vereinigung aller Gegensätze. Wenn wir die ursprünglichen Gegensätze zusammenführen – Links und Rechts, Vorne und Hinten, Oben und Unten, Innen und Außen, Einatmung und Ausatmung, Empfänglichkeit und Stärke, Weiblich und Männlich, Wesen und Form – und jeden für sich miteinander verbinden, dann wird die Kraft ihrer Polaritäten, wie die Energie, die zwischen dem positiven und negativen Pol einer Batterie fließt, ein enormes Potenzial erzeugen.

Die populäre Ansicht von der Anziehung der Gegensätze ist unter anderem darin begründet, dass sie einander ergänzen und gemeinsam sehr viel stärker sind als die Summe ihrer Teile. Die Vereinigung der Gegensätze erlaubt der Wesenskraft, sich in ihrer höchsten Ausdrucksform zu materialisieren. Die Teilhabe an der Vereinigung der Gegensätze offenbart den Ursprung aller Gegensätze, der im Herzen liegt. Das Herz ist die höchste Macht und vollkommene Gegenwärtigkeit der Wirklichkeit, die in allem erscheint. Alle Gegensätze haben ihren Ursprung im Herzen und sind in ihm vereint, von wo aus sie überallhin ausströmen.

Die erste Zelle des Lebens

Bevor wir weiter auf die Vereinigung der Gegensätze eingehen, seien daher ein paar Sätze zum Herzen selbst gesagt. In alter Zeit galt das spirituelle Herz, *hrid,* als erste Lebenszelle, hervorgegangen aus der vollkommenen Vereinigung des Männlichen und Weiblichen. *Hrid* bedeutet demnach sowohl Geben *(Hr)* als auch Empfangen *(Dh).* Diese doppelte Vereinigung repräsentiert die Energie des Lebens und der Sexualität, die vollständige und harmonische Verbindung des Männlichen und Weiblichen.

Vergleichbar dem biologischen Vorgang der Zellteilung, teilt sich das Herz und bildet aufgrund dieser raschen Vervielfältigung schließlich den ganzen Körper aus. So verstanden *ist* das Herz der Körper mit all seinen Funktionen und Funktionszusammenhängen. Vom *hrid,* dem Herzen aus faltet sich so der ganze Körper in seine verschiedenen Polaritäten, in ihnen erblühend, auseinander, einschließlich der in ihm angelegten männlich-weiblichen Polarität, die in ihren verschiedenen Ausgestaltungen – Links und Rechts, Oben und Unten, Rumpf und Kopf, Vorne und Hinten, Innen und Außen, Empfänglichkeit und Stärke, Geben und Empfangen – in Erscheinung tritt.

Die *Promise Practice* stellt Ihre Teilhabe an all diesen polaren Gegensätzen dar, die im Herzen ihren Ursprung haben – zumal an den Polaritäten von Ein- und Ausatmung sowie von Stärke und Empfänglichkeit. Das ist der Schlüssel zu Liebe, Sex und Intimität, das *praktische* Mittel, uns in unserem natürlichen Sein zu spüren und an ihm teilzuhaben, an der geheimnisvollen Energie und Weisheit des Lebens, das wir sind, mit all dem, was uns mit dem natürlichen Universum verbindet. Wenn Sie die Übung regelmäßig ausführen, wird sich ein Gefühl der *Zugehörigkeit* zum Leben einstellen, und das *ist* Ihre natürliche Seinsform, mit der Sie dem Leben *angehören* und ihm als so echt und wahr gelten wie die Sonne, der Mond, ein Baum oder eine Wiese voll blühender Blumen.

Innige erotische Verbindung

Im alten Indien wurde die Beziehung der Seele zu Gott durch die unerlaubte Liebesverbindung eines Gottes in Menschengestalt mit einer schönen jungen Frau symbolisiert. Nach den alten Texten verbrachte Krishna, eine Inkarnation des großen Gottes Vishnu, einen großen Teil seiner Jugend in der Gesellschaft junger Kuhhirtinnen, die man *gopis* nannte und denen er auf seiner Flöte vorspielte, um sie zu unterhalten. Mit einer von ihnen, namens Radha, hatte Krishna eine leidenschaftliche Affäre, obwohl er bereits verheiratet war und nicht weniger als acht rechtmäßige Frauen hatte! Über Jahrhunderte wurde diese Liebesaffäre in den Mythen und Dichtungen Indiens als Metapher für die Beziehung der Seele zu Gott gefeiert. Die heimliche (und daher als verboten erachtete) erotische Verbindung zwischen Krishna und Radha wurde zum Symbol für den mächtigen Zug der Seele zu Gott hin. Die eigentliche Bedeutung dieser archaischen Metapher liegt aber darin, dass unsere Beziehung zur Ursprungs-Wirklichkeit etwas zutiefst Privates und Persönliches, von Leidenschaft Erfülltes ist.

Wenn Sie die *Promise*-Übung praktizieren und dadurch Tag für Tag an der Vereinigung der Gegensätze teilhaben, finden Sie auch Zugang zu der ursprünglichen Verbindung mit sich selbst (die, wie gesagt, immer schon da ist und nicht erst gesucht werden muss). Als ob Sie einen Muskel trainieren würden, wird diese innige Verbindung stärker werden und ganz natürlich auf andere Menschen ausstrahlen. Wenn Sie ohne Partner sind und sich eine Beziehung wünschen, wird die Übung Sie empfänglicher und offener dafür machen, wirklich eine passende Partnerin oder einen passenden

Partner zu finden. Und wenn Sie in einer Beziehung sind, werden Sie Ihrer Partnerin oder Ihrem Partner umso liebevoller zugewandt sein. Das gilt vor allem dann, wenn beide Partner gemeinsam üben.

In symbolischer Form ist die Vereinigung der Gegensätze in allen großen religiösen Traditionen vertreten, so auch im bekannten ostasiatischen Symbol des Yin und Yang. Die Tibeter kennen das Polaritätssymbol unter dem Namen *yab-yum,* »Vater-Mutter«. Dabei handelt es sich um die Darstellung eines männlichen Bodhisattva und seiner Gemahlin in inniger geschlechtlicher Vereinigung. Der Bodhisattva verkörpert das alte buddhistische Ideal, bereitwillig auf die eigene Erleuchtung zu verzichten, bis alle Wesen erlöst sind. Der Bodhisattva-Gedanke betont damit die Auffassung, dass das Mitgefühl, der tragende Fluss des Lebens in der Verbindung zweier Menschen, von größerer Bedeutung ist als selbst das Ideal der Erleuchtung. Im Zentrum der Romanze zwischen Radha und Krishna steht die Vereinigung polarer Gegensätze, als Polarität des Männlichen und Weiblichen. Sie ist im besten Sinne des Wortes erotische, vom Eros beseelte Liebe, die esoterische und mystische Vereinigung des Menschen mit Gott.

Sexualität und Liebe

Liebe ist nicht Sex. Dennoch sind wir in der Lage, das in uns angelegte Vermögen zu Vereinigung und lebendiger Gemeinsamkeit über sexuelle Intimität zu erleben und zum Ausdruck zu bringen. Liebe ist eine Form von Beziehung, die der Verschmelzung mit einem anderen Menschen nahekommt. Immer ist Liebe persönlich, als Wertschätzung einer realen Person. Der Satz »Liebe deinen Nächsten wie dich selbst« ist daher mehr als nur ein frommes Prinzip. In ihm ist der Kern unserer gegenseitigen Achtung als Mensch formuliert. Die Befrachtung menschlicher Liebe mit Ideen wie »höhere Liebe«, »allumfassendes Bewusstsein« oder »Seinsgrund« bewirkt dagegen eine Entpersönlichung und verzerrt die Rolle der Sexualität innerhalb der Liebe.

Die Vergötterung der höheren Liebe ist im Grunde nur eine Spielart des alten Manichäischen Glaubens, dass der Geist das Gute und der Körper von Übel sei. Diese aus dem Persien des dritten Jahrhunderts stammende Irrlehre hat sich seither in die religiösen und spirituellen Konzepte sowohl des Westens als auch des Ostens eingeschlichen, einschließlich der Spiritualität des New Age – mit dem Erfolg, dass die Sexualität entweder durch ihre Ablehnung entwertet oder durch ihre Abspaltung von der Liebe ins Abnorme gesteigert wurde. Mein Lehrer pflegte zu sagen: »Gib immer der Versuchung nach.« Was er damit meinte, war: Verfeinere den Sinnengenuss, »beherrsche« ihn, das heißt, bringe es darin zur Meisterschaft. Die Weltreligionen, die ausnahmslos die Idee von der Beherrschung der Begierden übernahmen, verstanden darunter jedoch die Aufforderung, diese zu *unterdrücken*. Der Sexualtrieb ist jedoch ein zu natürlicher und mächtiger Instinkt, um sich einfach abstellen zu lassen. Die Sexualität unterdrücken zu wollen ist wie der Versuch, die Atmung zu unterdrücken, was lediglich dazu führt, dass man erstickt. Es ist wie bei einer Hungerkur: Wir können dabei abnehmen, aber auch ernsthaft erkranken, und im Extremfall kann sie, wie bei der Magersucht, tödlich ausgehen.

Das Zölibat, das in erster Linie über Männer im Mönchsstand verhängt wurde, war, wie gesagt, von verheerendem Einfluss auf die westliche Gesellschaft. Immer wieder wurden angesehene Männer in hohen und verantwortungsvollen Ämtern durch ihre verunglückte Sexualität zu Fall gebracht. Ihnen ist verboten, etwas zu fühlen, von dem sie in ihrem Innersten wissen, dass es ein hohes Gut unserer menschlichen Natur ist, und das sich dann auf andere

Weise entlädt: in Form verantwortungsloser Affären oder sexueller Belästigung bis hin zum kriminellen Missbrauch außerhalb oder innerhalb kirchlicher Institutionen. Sowohl den Opfern als auch den Tätern gebührt unser Mitgefühl, denn beide Seiten sind gleichermaßen die Opfer einer Irrlehre. Es ist bezeichnend, dass sexuelle Verfehlungen und Fälle sexuellen Missbrauch ihre größte Verbreitung in solchen Ordensgemeinschaften haben, die – sei es aus Gefolgschaft gegenüber äußerem Zwang oder dem eigenen Ideal – dem Zölibat verpflichtet sind. Das betrifft die römisch-katholische Kirche, nicht weniger aber die orthodoxen (männlichen wie weiblichen) Gurus des Ostens.

Die Auffassung, die Verleugnung der Sexualität sei das Mittel zu religiöser Einsicht, stellt die Wahrheit genau auf den Kopf, denn die Sexualität ist selbst dieses Mittel! Viele der populären New-Age-Lehrer sind aufrichtige und einnehmende Persönlichkeiten, deren – gesprochenes oder geschriebenes – Wort von inspirierender Kraft sein kann. Gleichwohl bieten sie keine Übungen oder Lehren, die dem natürlichen Bedürfnis nach sexueller Intimität, das wir alle verspüren, gerecht würden. Ihren Anhängern empfehlen sie, »nach innen zu gehen«, als ob es damit getan wäre; worauf sie aber nicht eingehen, ist unser aller Bedürfnis nach inniger körperlicher Verbindung mit einem anderen menschlichen Wesen aus Fleisch und Blut.

Die Versuche einer Annäherung an Gott oder an das »Allumfassende« ohne eine bewusst geübte Körperlichkeit, die die Sexualität einbezieht, setzt reale persönliche Liebe, Begegnung und Berührung in ihrem Wert herab. Wenn wir den Menschen, der vor uns steht, als das lieben, was er ist, gibt es für uns keinen Unterschied mehr zwischen ihm und allem anderen Seienden. Wenn wir aber umgekehrt vorgehen und über die Verleugnung der Sexualität zu Gott zu gelangen versuchen, werden wir damit scheitern.

Liebessex

Wie wir gesehen haben, sind die polaren Qualitäten des Männlichen und Weiblichen voneinander abhängig und ergänzen sich in ihrem Wesensausdruck. Innerhalb einer Partnerschaft liegt der wahre Genuss des Mannes im Genuss der Frau und nicht allein in der einseitigen Befriedigung seiner Lust. Es ist äußerst wichtig, dass beide Partner für die körperlichen und emotionalen Bedürfnisse des anderen sensibel sind, für die empfangende Kraft im inneren und äußeren Fluss der Gefühle.

In der geschlechtlichen Vereinigung wächst der Genuss des Mannes in dem Maße, wie er den Mut zu jener Sensibilität aufbringt, die er benötigt, um der Frau Genuss zu bereiten. So ist er in seiner Kraft für sie da, wird aber ebenso zum nachgiebigen und empfänglichen Medium für ihre eigenen Regungen der Lust. Je mehr sie sich fallen lassen kann, desto mehr wird auch er dazu in der Lage sein. Der weibliche Orgasmus schafft die Tiefe, in der beider Liebender Körper füreinander offen werden und sich von innen heraus miteinander verbinden. Es ist ein Gefühl lebendiger Fülle, das nun beide durchströmt. Auf der emotionalen Ebene ergibt sich der Mann der Frau und schenkt ihr seine Liebe. Sie dagegen empfängt und umfängt ihn mit ihrer Liebe. So hat er mehr Liebe zu geben, und sie wird mehr Liebe für ihn empfinden. In dieser gegenseitigen Hingabe erleben sich beide Partner in ihrer Kraft, die darin frei zur Entfaltung kommt.

Beim innigen, von Liebe erfüllten Sex (oder Liebessex, um eine Wort-Neubildung zu verwenden) geht es nicht darum, übereinander herzufallen und auf den erlösenden Orgasmus zuzujagen. Daran ist zwar nichts verkehrt, aber es ist bei weitem auch nicht alles. Jeder Augenblick ist so köstlich, dass es vollauf genügt, sich in sein Erleben hinein zu entspannen. Und wenn es dann zum Orgasmus kommt, stellt sich mit ihm nicht ein Gefühl von Leere ein, sondern er ist ein energiegeladenes, pulsierendes Erbeben des ganzen Körpers, von dem beide Partner erfasst werden. Der Neid, den viele Männer angesichts der Fähigkeit der Frau zu multiplen Orgasmen zu entwickeln scheinen, ist also fehl am Platz. Der Mann kann auch ohne eigenen Orgasmus an denselben ekstatischen Momenten teilhaben wie die Frau.

In der *Promise Practice* lernt die Frau, sich zu entspannen, ohne auf die sofortige Lösung ihrer sexuellen Spannung hinzielen zu müssen. Auf diese Weise kann sie so viele Ganzkörper-Orgasmen genießen, wie sich von selbst einstellen, und sie mit ihrem Partner teilen. In der gegenseitigen Teilhabe werden sie zum gemeinsamen Erlebnis und erhöhen das Energieniveau beider Partner. Er lernt, sensibel auf ihre Regungen einzugehen, und empfängt dabei ihre weibliche Energie, so wie sie seine männliche Energie empfängt. Die in der täglichen Atem- und Bewegungsübung entwickelte Empfänglichkeit macht auch in dieser Hinsicht sensibler. Es entsteht ein freies Spiel der Kräfte zwischen den weiblichen und männlichen Eigenschaften beider Partner – sowohl untereinander als auch in jedem für sich. Beide reagieren auf die eigenen weiblichen und männlichen Aspekte wie auf die des Partners und schaffen dadurch einen unbegrenzten, im Miteinander sich steigernden Energieaustausch. Die Frau kann sich im traditionellen Sinn dem Mann hingeben, indem sie seine maskuline Energie empfängt – oder auch eine aktive Rolle gegenüber dem empfänglichen Mann einnehmen. Dasselbe Spektrum an Möglichkeiten eröffnet sich umgekehrt dem Mann. (Wenn hier von Mann-Frau-Beziehungen die Rede ist, so gilt das Gesagte natürlich ebenso für gleichgeschlechtliche wie für gegengeschlechtliche Intimität.)

Nicht so sehr die Befriedigung der eigenen Lust steht jetzt im Vordergrund, sondern die gegenseitige Erfüllung und das gemeinsame Eintauchen in die sinnliche Erfahrung des ganzen Leibes. Genauso wie in der *Promise*-Übung wirkt die Körpermitte, anstatt ein zum Höhepunkt drängendes Eigenleben zu führen, mit dem ganzen Körper zusammen. Und der Kopf mit seiner Schein-Identität und seinem konstruierten gesellschaftlichen Image gibt der Authentizität des Herzens Raum.

Weiblicher und männlicher Orgasmus

In den Mythologien vieler Kulturen erscheint die Frau als Göttin, die sowohl nährende Mutter ist als auch über Geburt, Leben und Tod gebietet. Damit verkörpert sie die Urmacht der Wirklichkeit selbst. Und nichts lässt eine Frau sich ihrer Göttin näher fühlen als ein Höhepunkt, der ihren ganzen Körper erfasst und ihr selbst wie ihrem Partner diese Macht offenbart. Die Aufgabe des männlichen »Gottes« dabei ist, dem Weiblichen zu dienen und für die Erfüllung all seiner Bedürfnisse Sorge zu tragen. Dies ist es, was ihn sich seinem Gott nahe fühlen lässt. Gehorsam gegenüber Gott liegt in der Empfänglichkeit für das Weibliche, nicht in dessen Beherrschung. Auch hier gilt als übergeordnetes Prinzip, dass der Genuss des Mannes nicht in der Befriedigung der eigenen Lust liegt, sondern im Mitgenuss der Frau.

Elektrische Impulse erreichen über die Wirbelsäule das Gehirn, in dem dann das Geschehen ausgelöst wird, das wir Orgasmus nennen. Auch wenn wir uns Sexualität manchmal als reine Körperfunktion vorstellen, so ist sie doch auf neurologischer Ebene Ausdruck der großartigen Intelligenz unseres Körpers. Millionen von Nerven werden dabei stimuliert und ermöglichen uns in ihrem Zusammenspiel diese beseligende Erfahrung. Ein perfektes Beispiel dafür, wie die große Symphonie unserer Zellen stets zu unserem Besten zusammenklingt. Die Nervenenden scheinen sich dabei zu entrollen, um beider Liebenden Herzessenz einander zuströmen zu lassen, wobei sie Körper und Geist mit ihrem heilenden Energiefluss erfüllt.

Männer neigen dazu, im Orgasmus etwas in seiner Qualität mehr oder weniger Gleichförmiges zu sehen, und zwar einfach deshalb, weil die meisten von ihnen ihn so erleben. Je nach Erregung oder Ermüdung oder auch nach der Tageszeit mögen sich die einzelnen Orgasmen in ihrer Intensität voneinander unterscheiden, aber im Wesentlichen ist ihre Variationsbreite damit erschöpft. Vom Orgasmus der Frau wissen wir jedoch seit längerem, dass er eine Art qualitativer Abstufung aufweist, vom klitoralen über den vaginalen Orgasmus bis hin zum Ganzkörper-Orgasmus. Für die meisten Frauen ist es hilfreich, wenn nicht notwendig, mit der klitoralen Stimulation zu beginnen, mit oder ohne Eindringen des Mannes, und das Lustempfinden sich von dort aus auf die Vagina und schließlich den ganzen Körper ausdehnen zu lassen. Einige Sexolog(inn)en betrachten den klitoralen Orgasmus als weniger intensiv und sehen im tiefer reichenden Ganzkörper-Orgasmus das eigentliche Ziel. Aber es gibt hier kein »Ziel«, und viele Frauen berichten von überwältigenden Höhepunkten, die sie lediglich über die Stimulation der Klitoris erreichen konnten. Für manche Frauen ist auch die Stimulation einer Zone an der Vorderwand der Vagina, des sogenannte G-Punktes, besonders lustfördernd. All diese Zonen und Stimulationsebenen haben jedoch fließende Grenzen. Es gibt nicht den einen richtigen Weg, und von männlicher Seite aus liegt der Schlüssel zu erotischer Intimität darin, auf jeder Ebene die Reaktionen der Partnerin sensibel zu erspüren und mit seinem Herzen da zu sein – beherzt genug, um ihr Genuss zu bereiten.

Kim Wallen, Professor der Verhaltens-Neuroendokrinologie an der Emory University bei Atlanta, hat ein Leben lang zum Thema der sexuellen Befriedigung der Frau geforscht. Als er einmal gefragt wurde, was für ihn das wichtigste Resultat all seiner Studien sei, meinte er: die Notwendigkeit, »den Frauen mehr Aufmerksamkeit zu schenken«. »Meine erste wesentliche Einsicht war, dass Männer von Frauen viel über Dinge zu lernen haben, die sie unbeachtet lassen.« Wenn wir zugleich mehr mit unserem natürlichen Sein in Kontakt kommen und zum natürlichen Zusammenspiel der Geschlechter zurückfinden, kann diese Einsicht auf unser ganzes öffentliches und privates Leben enorme Auswirkungen haben. Wenn wir unser Augenmerk vor allem darauf richten, wessen das weibliche und mütterliche Prinzip, wessen Mutter Erde mit all ihren Kindern bedarf, wird das allen Wesen Frieden bringen. Ich plädiere hier nicht dafür, zu einem Urzustand zurückzukehren. Dafür sind wir eine zu außergewöhnliche Spezies. Mit den sensiblen Empfangsorganen unseres Hauptes, das so vollkommen und majestätisch von einem kraftvollen Rumpf und Rückgrat getragen wird, sind wir zur Empfänglichkeit und zum Fühlen geschaffen. Es ist unter anderem die Vollkommenheit dieser Grundanlage unseres lebendigen Organismus männlich-weiblicher Gestalt, die uns in der *Promise Practice* fühlbar wird.

In Wirklichkeit ist der ganze Körper eine einzige erogene Zone, und die meisten Frauen – und Männer! – reagieren stark auf Berührungen und Zärtlichkeiten auch außerhalb der Genitalzone. Letztlich geht es darum, körperlich füreinander offen zu werden, den anderen mit seinen Gaben, Kräften und feinstofflichen Energien zu spüren. Eben darauf bereitet uns die *Promise*-Übung vor, weil es in ihr gerade um diese Fähigkeit geht, mit dem ganzen Körper alles zu spüren, was durch ihn spürbar werden kann, und sich über den Rhythmus seines Atems und seiner Bewegungen dem Leben und der Liebe zu öffnen. Zwei Menschen, die sich im Fluss des Lebens mit ihrer ganzen Leiblichkeit füreinander öffnen und ineinander versenken: das ist die wahre Bedeutung des Satzes »Liebe deinen Nächsten wie dich selbst« in seiner lebendigen Essenz –

als dasjenige Erlebnis, in dem sich uns das Geschenk des Lebens in seiner Größe offenbart.

Geht der Mann über den Drang zur unmittelbaren Entladung seiner sexuellen Spannung hinaus, kann er seine eigene Energie und Körperchemie sowie die seiner Partnerin auf natürliche Weise fließen und sich miteinander verbinden lassen. Die reine Energie ihrer Weiblichkeit wird so zu seiner eigenen. Es ist ein Abenteuer und zugleich ein sanftes Vorangehen auf einem Weg, der ein Leben lang andauern kann. Ein humorvolles und einvernehmliches Miteinander gehört ebenso zur Grundstimmung dieses Abenteuers wie ein großer Respekt vor den ganz besonderen Qualitäten und Bedürfnissen des anderen. Ein guter Rat dabei ist, nicht alles so furchtbar ernst zu nehmen – abgesehen von dem Gebot, fürsorglich miteinander umzugehen.

Wenn so viele Frauen sich heute als sexuell unbefriedigt bezeichnen, hat das meines Erachtens seinen Grund darin, dass viele Männer zu sehr mit sich selbst beschäftigt sind oder einfach nicht wissen, wie sie mit dem Lusterleben der Frau auf sensible Weise umgehen können. Und inzwischen unternimmt die Gesellschaft alles, um einen Ersatz für das zu schaffen, woran es uns in Wahrheit mangelt: innige Verbundenheit! Teil des Problems ist zum einen das alte Vorurteil gegenüber der Sexualität, sie sei ein Hindernis für eine spirituelle Lebensführung; zum anderen die überzogenen Klischees davon, was guten Sex angeblich ausmacht. Solange wir nicht gelernt haben, unser sexuelles Verlangen als innige Verbundenheit zu begreifen, werden wir auch nicht erkennen können, dass es eine Form der spirituellen Praxis ist – und vielleicht ihre höchste Form überhaupt. Wenn beide Partner ihre sexuellen Bedürfnisse zulassen und respektieren, dann wird sich beider emotionale, mentale und energetische Wesensnatur in ihrer lebendigen Verbundenheit vertiefen: Was könnte es Spirituelleres geben?

Zu großartigem, intensivem Sex gehört mehr als nur der Zauber des Augenblicks und ein paar Martinis; er ergibt sich aus liebevoller Gegenseitigkeit. Innigen, von Liebe erfüllten Sex erleben wir deshalb als so beglückend, weil wir uns durch ihn mit dem Körper eines anderen Menschen verbunden fühlen, mit ihm verschmelzen und uns vollkommen in ein anderes Wesen versenken können. Unsere Körper wissen schon, was sie zu tun haben. Es ist, als unterhielten wir uns in einer neuen Sprache, die keiner Worte bedarf. Der höchste Genuss liegt nicht in der Befriedigung oder Beendigung der Lust, sondern in ihrem freien Fließen, im Zirkulieren der Gefühlsenergie unter den Liebenden. Die Empfehlung mag nach heutigem Verständnis von Liebeskultur ungewöhnlich klingen: Aber versuchen Sie als Mann, den Orgasmus hinauszuzögern, während Ihre Erregungskurve noch hoch ist, und warten Sie ab, was geschieht. Experimentieren Sie mit der Häufigkeit des Samenergusses. Lieben und umfangen Sie einander mit dem ganzen Körper, und lassen Sie den Austausch zwischen Körperbasis, Herz und Kopf zu, anstatt nur dem isolierten Drängen des Unterleibes nachzugeben.

Eine Vereinigung, an der Herz und Kopf beteiligt sind, und ein im Geist ruhendes Gewahrsein bringen die erneuernde Lebenskraft im ganzen Körper aus dem Herzen heraus zum Fließen, vom Rumpf bis zum Scheitel, ohne dass dabei Energie über die Körperbasis verlorengeht. Auf diese Weise können Sie sich mit dem ganzen Körper entspannen und den Genuss Ihrer Partnerin verlängern. Je tiefer sie sich fallen lässt, umso tiefer versenken Sie sich in das Erlebnis, mit dem ganzen Körper zu lieben. Mit dem weiblichen Orgasmus werden dann über beide Körper besonders hohe Energiebeträge frei – ein einzigartiges Erlebnis, für das sich diese vorbereitende Zeit einer kraftvoll-behutsamen Empfänglichkeit allemal lohnt. Anstatt sich unmittelbar in einem spannungslösenden Orgasmus zu entladen, bleibt das sexuelle Verlangen mit seiner vitalisierenden Energie erhalten, sogar dann, wenn Sie nicht zusammen sind. Mit der Zeit werden Sie spüren können, wie diese regenerierenden Kräfte nicht nur in Ihnen selbst, sondern auch in Ihrer Beziehung wirksam werden, auch ohne dass Sie sich körperlich lieben. Gelegenheiten zu intimem Zusammensein werden sich dann vielleicht auch weniger oft ergeben und von Paar zu Paar von unterschiedlicher Wichtigkeit sein. Unabhängig aber von der Häufigkeit des Zusammenkommens wird Ihre Beziehung für sich selbst zu einer Quelle der Kraft und Geborgenheit.

Sie sollten darüber mit Ihrem Partner oder Ihrer Partnerin offen sprechen und dabei die *Promise*-Übung einsetzen, um in tiefere Dimensionen Ihres gemeinsamen Intimlebens vorzudringen. Dieser Aspekt ist zumal Aufgabe des Mannes, da hier jene Empfänglichkeit der Stärke gefragt ist, um die es auch in der *Promise Practice* geht. Die Vereinigung des männlichen und weiblichen Pols, wie sie sich innerlich im Atemzyklus vollzieht, setzt sich im Außen unmittelbar in die Fähigkeit gegenseitiger Empfänglichkeit um. Der männliche Pol sammelt in sich die Kräfte des weiblichen Pols und ermöglicht ihnen so, sich in einem unbegrenzten Austausch des Gefühls zu verströmen. Wir sind zugleich gebend und empfangend, sind zur selben Zeit und in gleich starker Empfänglichkeit mit unserer Kraft füreinander präsent.

Wenn Sie ohne Partnerschaft sind, halten Sie beim Onanieren kurz vor dem Orgasmus inne, entspannen Sie sich in das Lusterleben hinein, und verweilen Sie eine Zeitlang darin. Üben Sie dies regelmäßig, so wie Sie es beim Liebesakt zu zweit tun würden. Ihr Liebespartner ist jetzt gewissermaßen das Leben selbst. Entdecken Sie für sich die Kraft, Schönheit und Sinnlichkeit des eigenen Körpers. Wenn Sie sich mit Ihrer eigenen Energie und Sexualität vertraut machen, bevor Sie eine Partnerschaft eingehen, werden Sie dadurch allgemein einen positiven Bezug zum Sex entwickeln können. Die genussvolle Selbstbefriedigung kann Ihnen aber auch dabei helfen, sich von gesellschaftlichen Zwängen zu befreien und eine bejahende Einstellung zu Ihrem individuellen Sexualerleben zu gewinnen. Also nur zu! Üben Sie den liebevollen Umgang mit sich selbst. Sie werden sich entspannter, geöffneter, wohlwollender sich selbst gegenüber erleben. Auch für Paare kann diese Übung sinnvoll sein, weil über sie die Partner zu einer größeren Sensibilität füreinander finden. Nur durch eine positive Grundhaltung zum Sex, ob mit oder ohne Partner, gelingt es, sich vom Schmerz vergangener Unterdrückung zu befreien. Und Phasen der Enthaltsamkeit, die zwangsläufig jeder von uns erlebt, sollten sich auf natürliche Weise und ungewollt ergeben, ohne dass wir eine bestimmte Absicht damit verfolgen.

Ein wesentlicher Aspekt von Intimität ist die im entspannten Miteinander gemeinsam verbrachte Zeit, jenseits von Alltagspflichten und beiläufigem Sex. Andererseits brauchen wir auch Zeit mit uns allein, in der wir uns mit der Ganzheit und Vollständigkeit unseres eigenen Lebens spüren können. Ständiges Zusammensein und ein Übermaß an Nähe kann den Energiefluss zwischen den Polen abschwächen. Perioden des Getrenntseins geben uns die Möglichkeit, unsere »elektrische Ladung« zu erneuern, so dass die gegenseitige Anziehung bei der nächsten Begegnung umso stärker ausfällt. Diese Beziehungs-Auszeit kann dem Zusammensein mit Freunden gewidmet sein, der Arbeit, persönlichen Projekten oder einer vorübergehenden häuslichen Absenz. All das ist wichtig, um sich die Integrität einer unabhängigen Lebensführung zu bewahren. Die besten Beziehungen beruhen auf der Begegnung zweier selbstbestimmter Menschen, die sich aus freien Stücken für eine gemeinsame Zeit entscheiden.

In der Natur stehen die polaren Mächte des Lebens in gegenseitiger Abhängigkeit. Sie sind aufeinander angewiesen, um neues Leben hervorzubringen. Das zu erkennen muss aber nicht heißen, diese vitale Abhängigkeit auf die Beziehungsebene zu übertragen. Die Vereinigung der Gegensätze ist falsch verstanden, wenn zwei Menschen nicht existieren können, ohne sich ständig aufeinander zu beziehen, und das Drama ihrer eingebildeten Mängel fortwährend das Energiereservoir der Beziehung erschöpft. Die innige Verbundenheit mit dem eigenen Körper, Atem und Leben, wie die *Promise Practice* sie herstellt, ermöglicht diese Selbstbestimmung, die uns in die Lage versetzt, uns frei für eine Partnerschaft zu entscheiden und uns mit unserer ganzen Energie in sie einzubringen.

Wenn es in Ihrer Partnerschaft Probleme gibt, beginnen Sie jetzt damit, sie zu heilen. Reichen Sie sich die Hände, berühren Sie einander, üben Sie sich jeden Tag im intimen Zusammensein. Wenn Sie Ihre Energie zu Ihrem Partner hinfließen lassen, lösen Sie Ihre eigenen Blockaden in Körper, Seele und Geist und öffnen die inneren und äußeren Energiekanäle. Schaffen Sie eine körperliche Verbindung, damit die Energie zwischen Ihnen als Liebe fließen kann. Aber zielen Sie nicht vorrangig auf den Orgasmus ab! Wir haben es mit dem gesamten geschichtlichen Erbe sexueller Verbiegung und Unterdrückung zu tun, das mehr oder weniger in jedem von uns steckt. Lassen Sie sich also Zeit und forcieren Sie es nicht. Auch in der sexuellen Konstitution gibt es individuelle Unterschiede, nicht jede Frau erlebt überwältigende Orgasmen, und dafür besteht auch keine Notwendigkeit. Männer können im Laufe des Lebens ihre Erektionsfähigkeit einbüßen. Auch das ist kein Drama, und Medikamente oder andere Maßnahmen sind mit Vorsicht zu genießen. Mit den positiven Auswirkungen der *Promise*-Übung, unter anderem auch auf das Herz-Kreislauf-System, werden Sie Ihre Kräfte in jedem Fall auf ein Höchstmaß steigern können.

Ohne vorherige Sensibilisierung gegenüber dem eigenen Körper und Atem können wir die heilsame Qualität sexueller Vereinigung nicht erfahren und werden bei alldem statt Erfüllung nur Enttäuschung erfahren. Es verhält sich damit nicht anders als bei jedem anderen Ideal, zu dessen Erreichung uns das praktische Mittel fehlt. Sehen wir keine Möglichkeit, das uns angeborene Begehren in sinnvolle Kanäle zu lenken, führt seine Entfachung zu vielfachem Leid, das unzählige Menschen auf das Schwerste belastet. Daran wird sich so lange nichts ändern, wie wir die Sexualität nicht als den spirituellen Weg erkennen, der sie in Wahrheit ist. Die *Promise Practice* gibt Ihnen, was Sie brauchen, um diesen Weg bewusst zu beschreiten. Sie müssen es nur tun.

9. Partnerschaft

Im Garten der Partnerschaft kommt Sex zu seiner Vollendung. Unterleib und Kopf, Innen und Außen sind vereint, und im gefühlvollen und respektvollen gegenseitigen Umfangen stehen Sie im liebenden Austausch mit sich und Ihrer Welt.

Wir müssen uns von den Wunschträumen eines Bilderbuch-Liebesglücks, das man uns vorgaukelt, ebenso freimachen wie vom gesellschaftlichen Druck, eine solide und stabile Partnerschaft vorweisen zu können. Was als gesellschaftliches Klischee nicht funktioniert, können wir aber durch uns selbst Wirklichkeit werden lassen. Das »Sieben-Minuten-Wunder« stellt eine kurze und praktikable Übung dar, mit der Sie die nötige Sensibilität entwickeln, um eine intime Beziehung mit einem anderen Menschen eingehen zu können. Sie ist ein »Beziehungs-Katalysator«, der Ihnen ermöglicht, für andere mit Ihrer Kraft und Empfänglichkeit da zu sein. Indem Sie sich auf diesen Prozess einlassen, lernen Sie, gleichermaßen sich selbst und Ihren Partner wertzuschätzen. In unserer Übung geht es um Berührung und Begehren, um Bindung und Verbindung – den natürlichen Energiefluss des Lebens, an dem wir gebend und empfangend teilhaben. Sie ist praktiziertes Mitgefühl, das sich über den Körper, den Atem und den Liebesakt verwirklicht.

Partnerschaften verlangen Einsatz und Verbindlichkeit. Der Wunsch und die Bereitschaft, sich mit einem anderen Menschen innig zu verbinden, ist ein schöner und unverzichtbarer Teil des menschlichen Lebens. Damit sich aber beide Seiten in der intimen Beziehung aufgehoben und geborgen fühlen können, müssen wir bereit sein, Sexualität und Intimität als wesentliche Aspekte menschlicher Erfahrung anzuerkennen. Dazu müssen wir uns von allen Vorstellungen lösen, die uns in unserer Fähigkeit, uns selbst und andere zu spüren, behindern. Es steht vollkommen in unserer Macht, diese Atmosphäre des Getragen- und Geborgenseins für uns und unseren Partner zu schaffen. Alles, was wir dazu tun müssen, ist: aufhören zu suchen und anfangen zu leben. Wir sind am Leben, und es ist nicht nötig, uns darüber hinaus zu beweisen.

Unser spirituelles Wachstum hängt davon ab, ob es uns gelingt, diesem echten Bedürfnis nach Verbindung und Intimität Raum zu schaffen. Sobald wir aber unsere Aufmerksamkeit auf das richten, wonach es uns wirklich verlangt, wird sie uns auf natürliche Weise in die von uns gewählte Richtung ziehen. Geben Sie, damit dies auch wirklich eintritt, sich selbst *und* Ihrem Partner oder Ihrer Partnerin das Versprechen zu üben. In der liebenden Vereinigung zweier Wesen entsteht ein machtvolles drittes Element, als vollkommener Ausdruck der lebenspendenden Energie, die uns alle durchströmt und umfließt. Mit Ihrer Übung haben Sie aktiv Anteil an dieser Energiequelle, die Ihnen ermöglicht, Ihren Platz im Zusammenhang des Ganzen zu erkennen und einzunehmen. Alle Beschränkungen, die der innigen Verbindung bis dahin im Weg standen, werden auf diese Weise von Ihnen abfallen. In gegenseitiger Offenbarung und Wertschätzung öffnet sich ein weiter Kanal, in den die Gefühle frei einströmen können, und stellt sich ehrfürchtige Dankbarkeit ein für das, was jeder der Liebenden in die Partnerschaft einzubringen hat.

Die meisten Menschen verwehren sich selbst diese Ebene der Verständigung und errichten stattdessen einen hohen Schutzwall um sich, der sie vor Zurückweisung und emotionalem Schmerz bewahren soll. Nur sehr wenige sind mutig genug, sich in einer Partnerschaft vollkommen offen und verletzbar zu machen. Stattdessen verschließen und verschanzen wir uns in einer Position, von der aus wir die Kontrolle zu behalten glauben. Wenn wir es aber schaffen, unseren Blickwinkel nur ein klein wenig zu verändern, reicht das schon aus, um uns die Kraft sichtbar werden zu lassen, die in der Verletzbarkeit liegt. Aus dieser neuen Perspektive sind wir im wahrsten Sinne »aufgeschlossen« genug, um unsere eigenen Grenzen und Beschränkungen wahrzunehmen. Wenn wir sie erkennen und hinter uns lassen, bewegen wir uns damit auf die Wahrheit zu und somit auch auf das Leben. Der Moment unserer größten Verletzlichkeit ist zugleich der Moment unserer höchsten Realität, und von hier aus öffnen wir uns der authentischen Erfahrung des Lebens und der Liebe. Wir sind jetzt empfänglich genug, um die Energie und die Liebe eines anderen Menschen in uns aufzunehmen, und sind zugleich frei von den inneren Schranken, die uns zuvor daran gehindert haben, unsere eigene Liebe frei zum Ausdruck zu bringen.

In der *Promise Practice* wird Ihnen deutlich werden, dass die physische Erfahrung des Körpers und des Atems wesenhaft mit allen anderen Formen von Erfahrung zusammenhängt, auch und ganz besonders den Erfahrungen, die wir in einer intimen Partnerschaft machen. Mit der Ausatmung entlassen wir das Alte, und mit der Einatmung empfangen wir das Neue. Die Ausatmung unterstützt dabei die Funktion des Immunsystems. Sie entlastet und kräftigt die Ausscheidungsorgane des unteren Bauchraums und massiert und erwärmt zugleich die Körperbasis. Was der Gesundheit nicht dienlich ist, wird ausgesondert, womit zugleich der männliche Anteil unserer Lebendigkeit betont wird. Mit der Einatmung, die uns mit dem versorgt, was wir brauchen, erfüllt sich der weibliche Aspekt unserer Lebendigkeit.

Auch unsere Beziehungen sind – als ein dynamischer Austausch von Energie zwischen zwei Menschen – zu ihrer Gesunderhaltung auf diesen fortlaufenden Prozess angewiesen. Dazu bedürfen wir im gleichen Maße der Stärke und der Empfänglichkeit, die sich im Ausgleich unserer männlichen und weiblichen Anteile in uns selbst und in der Partnerschaft verwirklichen. Das traditionelle Rollen-verständnis, demzufolge der Mann nichts als »stark« und die Frau nichts als »empfänglich« sein soll, hat sich als unbrauchbar erwiesen, und es ist an der Zeit, die Dinge wieder in ihre natürliche Balance zurückzuführen.

Viele Frauen berichten, dass sie im Anschluss an die Übungen zum ersten Mal spüren können, wie die Kraft ihres Frauseins in ihnen zunimmt und zum Ausdruck kommt. Eine Freundin erzählte mir einmal, dass sie dieses Gefühl, in ihrer Kraft als Frau sein zu dürfen, ansonsten nur von der Geburt ihres Kindes kenne, als die Männer um sie herum sich nach ihren Bedürfnissen als Gebärende richten mussten. Mit den Geburtswehen wurde das Leben spendende, mütterliche Prinzip in ihr ebenfalls zu seinem vollen Ausdruck entbunden, während ihr Partner zum empfangenden, dem weiblich-gebärenden Prinzip dienenden Pol wurde. Aber auch außerhalb der Zeiten von Schwangerschaft und Geburt sollten Frauen sich über die innere Atembewegung stets mit ihrem ganzen Potenzial als Gebärerin erfahren können.

Das *Versprechen* ohne Partner

Keinesfalls vertrete ich hier die Auffassung, dass Partnerschaft und Sexualität etwas Unverzichtbares seien. Sie sind einfach Aspekte unserer Natur, und daher werden wohl die meisten Menschen an diesem erneuernden Energieaustausch zwischen entgegengesetzten Polen, dem Ursprung und der Urmacht des Lebens, irgendwann teilhaben. Und wenn die Sexualität im Laufe der Zeit auf natürliche Weise abnimmt, so ist auch das zu akzeptieren, ebenso wie Perioden der Enthaltsamkeit, mit denen wir nicht etwas Bestimmtes bezwecken. Sich Sexualität einerseits oder Keuschheit andererseits als Mittel zu verordnen, um eines Tages Erleuchtung oder den Himmel auf Erden zu erfahren, ist eine Vorstellung, die Sie getrost vergessen können. Das Beste, was wir tun können, ist eine uns gemäße Form der Teilhabe an der sexuellen Energie zu finden, während sie auf natürliche Weise in uns fließt. Wie schon gesagt, kennt die Natur allein ein Interesse: das Überleben und die Weiterentwicklung der Spezies. Nicht mehr und nicht weniger.

Wenn Sie, aus welchen Gründen immer, zur Zeit ohne Partner oder Partnerin sind, machen Sie sich deswegen nicht zu viele Gedanken. Im Laufe des Lebens gibt es für die meisten Menschen Abschnitte ohne Partnerschaft. Anstatt in den Zeiten des Alleinseins etwas Negatives oder einen Mangel zu sehen, sollten Sie sie vielmehr als besonderen Vorteil oder gar Segen auffassen: denn sie können Perioden der Regeneration sein und bieten die Chance, sich um andere Lebensaspekte oder Kontakte mit einer Intensität zu kümmern, wie sie während einer Partnerschaft nicht möglich ist. Wir können unsere Zeit und Energie nun einer Vielzahl von Menschen und Beschäftigungen widmen, und das kann eine wunderbare Zeit sein, in der wir uns einerseits in unserer Autonomie und andererseits auf allen Ebenen im innigen Kontakt spüren. Unsere Verbindung zur nährenden Ursprungs-Wirklichkeit wird auf diese Weise nicht geschwächt. Liebe ist etwas, das sich zwischen uns und dem Universum ereignet.

Wir müssen aber auch darüber nachdenken, auf welche Weise wir eine Partnerschaft beenden wollen, die nicht mehr die zu ihrer Fortsetzung nötige Liebesenergie besitzt. Trennung ist meist eine traurige Erfahrung, und im Ablösungsprozess fallen häufig Sätze, die geeignet sind, das Leiden noch zu verschlimmern. Auch wenn wir im Grunde nur schmerzliches Bedauern empfinden, gibt im emotionalen Aufruhr doch ein Wort das andere, und so wird, was wir eigentlich fühlen, leicht zu feindseligen Aussagen und Verhaltensweisen verzerrt. Auch das ist letztlich wieder ein gesellschaftliches Problem. Es fehlt uns an einer geeigneten Sprache und Strategie, um uns aus einer intimen Partnerschaft auf respektvolle Weise zu lösen, in der die Wertschätzung für die einstige Magie der Verbindung zum Ausdruck kommt. Nur weil der Wunsch, das Leben in Form einer Partnerschaft miteinander zu teilen, nicht mehr besteht, brauchen wir nicht abzuwerten, was wir einmal an Gemeinsamkeit erlebt haben. Wir können eine intime Beziehung in Würde beenden, und die *Promise Practice* kann uns dabei helfen.

Angesichts der emotionalen Belastungen, die eine Trennung mit sich bringt, neigen wir dazu, uns das Ende der Beziehung als persönliches Scheitern zuzuschreiben. Aber wir müssen uns immer wieder klarmachen, dass wir im Bereich der Mann-Frau-Polarität durch falsche gesellschaftliche Vorstellungen geprägt sind. Vielen Menschen fehlt ein brauchbares Modell für eine reife Intimbeziehung und damit auch das Verständnis echter Intimität. Auch wenn die Liebe ihr ganzes Heilungswerk verrichtet hat, bleiben zwischen zwei Menschen doch hartnäckig negative Muster bestehen, die sie in ihrer Beziehungsfähigkeit behindern. Manchmal geht es nicht anders, als daraus die Konsequenz zu ziehen und sich einem neuen Partner zuzuwenden. Das soll nicht heißen, dass die Verbindung beiläufig gelöst werden soll, ebenso wenig wie sie einmal beiläufig zustande kam. Betrachten Sie Ihre Trennung vielmehr als einen heiligen Akt, den Sie in Dankbarkeit und Respekt für die Beziehung begehen, für all das, was Sie miteinander erreicht und geteilt haben. Gehen Sie dann unbeirrt Ihren Weg, und richten Sie die Liebe, die Sie zu geben haben, auf die Gegenwart, nicht auf eine sentimental verklärte Vergangenheit.

Während Ihrer Zeit als Single wird die platonische Liebe als Beziehungsform für Sie vielleicht an Bedeutung gewinnen. Nicht sexuell orientierte Liebesbeziehungen, ob zwischen Partnern verschiedenen oder gleichen Geschlechts, können sehr kraftvoll sein. Betrachten Sie diese Zeit als Chance, einen unabhängigeren Blick auf die negative Einstellung gegenüber der Sexualität zu werfen, die Sie vielleicht unbewusst durch familiäre oder kulturelle Einflüsse übernommen haben. Wenn Sie schon einmal wild gezeltet oder einen längeren Stromausfall erlebt haben, dann wissen Sie, dass dies auch Gelegenheiten sind, unser Verhältnis zu unserer elektrisch und digital gesteuerten Welt zu überdenken. Wir wissen dann umso mehr ihre Vorteile zu schätzen, erkennen aber auch besser die Abhängigkeit, in die sie uns bringt. Deshalb sollen Sie nun nicht für den Rest Ihrer Tage in eine Blockhütte im Wald ziehen, ohne Internet, Fernsehen und Kühlschrank; vielmehr geht es um die kleinen Veränderungen der Perspektive. In ähnlicher Weise bieten uns Zeiten ohne romantische Liebesbeziehung die Chance, die besondere Qualität und Tiefe »platonischer« Beziehungen schätzen zu lernen.

Persönliche Autonomie und Partnerschaft gehen Hand in Hand. Die Kraft und das Potenzial der Verbundenheit zu erkennen ist dabei die Basis für alles Weitere. Und wenn Sie eine Bindung eingehen, dann tun Sie es im Sinne gegenseitiger Wertschätzung und einer Liebe, die dem ganzen Körper gilt. Für eine intime Partnerschaft ist das eine ganz wesentliche Voraussetzung. Wenn wir weder einseitig auf Sex aus sind noch ihn mit philosophischen oder dogmatischen Ideen befrachten, können wir in eine Welt der Fülle eintreten: den Papayabäumen gleich, von denen sich je zwei – ein männlicher und ein üppig tragender weiblicher – zu einem ganzheitlichen Bild verbinden. Wenden Sie sich also einem Partner zu, der zu Ihnen passt, aber nicht aus innerem Druck heraus. Und tun Sie *alles,* was in Ihrer Macht steht, um sich von den Neurosen der Gesellschaft freizumachen.

Mein Lehrer pflegte zu sagen: »Wenn du zwei Dinge auf einmal willst, bekommst du keines von beiden. Wenn du aber weißt, was du willst, kann keine Macht der Welt dich aufhalten. Triff also deine Wahl, und bewege dich konstant in dieser Richtung. Dann wird das Leben dich mit allem versorgen, was du benötigst.«

Der Garten Eden oder:
Toleranz gegenüber sexuellen Vorlieben

Ich war noch ein kleiner Junge, vielleicht acht Jahre alt, wenn ich mich recht erinnere. Ich lebte in einer romantischen Kinderwelt voller Geheimnisse, meine Sinne waren einer herrlichen Welt voller Farben und Düfte zugewandt, und erste erotische Ahnungen mischten sich in die frühen Seelenträume des neuseeländischen Gartens Eden, in den ich hineingeboren war. Zwei schöne Schwestern wohnten nebenan, etwa gleichaltrig mit mir, auch sie entzückt von Bäumen, Blumen und allen Dingen in der Natur. Vom meinem Fenster aus fiel mein Blick auf den Weg, der von der Straße zu ihrem Haus führte, und die Mädchen hatten großen Spaß daran, kichernd vom Hauseingang an der Hecke entlang zum Gartentor zu rennen, sich kurz an der Straße zu zeigen und dann jauchzend den Weg zurückzulaufen. Und sie taten das nackt. Eine sinnenfreudige Tollerei und ein kindlich frivoles Spiel des Sich-Zeigens und -Verbergens, das in dem kleinen Jungen, der ihm von seiner Fensterloge aus beiwohnte, einen heimlichen Genießer fand.

Arglos erzählte ich am folgenden Tag meinen Schulfreunden von dem Schauspiel. Und als sie mich fragten, wie die Mädchen so seien, sagte ich: »So saftig wie ein Pfirsich«, was ich für die treffendste Beschreibung meines Eindrucks hielt. Irgendwie kam diese Geschichte dann meiner Lehrerin zu Ohren und gelangte von dort zum Direktor. Es gab ein großes Gezeter, ich wurde ausgeschimpft, alle Welt war schockiert und in heller Aufregung über das, was ich da von mir gegeben hatte. Und auch meine Eltern wurden eingeschaltet, damit sie sich des bösen Jungen annehmen. Von diesem Zeitpunkt an wusste ich, dass etwas in der Welt schiefläuft. Die Unschuld zweier Mädchen und eines kleinen Jungen wurde hier der negativen Einstellung der Gesellschaft gegenüber der Sexualität zum Opfer gebracht. Aber erst viele Jahre später erkannte ich das ganze Ausmaß an Lebensfeindlichkeit, der allgegenwärtigen Zerstörung unseres natürlichen Seins, die sich der Mensch selbst antut.

Die Früchte im Garten Eden sind da, um genossen zu werden! Das Universum hat uns Äpfel und »Pfirsiche« geschenkt, damit wir uns von ihnen nähren und an ihnen laben. Die Geschichte von Adam und Eva muss daher aus einer anderen Perspektive neu erzählt werden. Aus der menschlichen Angst erwächst das Bestreben, zu kontrollieren, zu begreifen und zu besitzen, was uns von der Natur gegeben ist. Es ist diese Angst, die uns der natürlichen Seinsform beraubt, in der wir unsere Sexualität frei genießen können. Darin besteht der ursprüngliche Sündenfall, und darin liegt die wahre Bedeutung des Verbotes, »von jenen Früchten zu essen«. Anstatt aber zu kontrollieren, was uns gegeben ist, können wir es empfangen. Atmen Sie ein! Folgen Sie Ihrer *In-Spiration!* Seien Sie empfänglich! Wir alle können in den Garten Eden zurückkehren, einander ergänzend als Mann und Frau, denn das ist die natürliche Form unseres Seins.

Unsere Welt treibt alle möglichen Blüten eines exzessiven oder neurotischen Umgangs mit Sex, einfach deshalb, weil die Sexualität der machtvollste Instinkt des Lebens ist, ebenso machtvoll wie die Atmung. Hören Sie auf zu atmen, und warten Sie ab, was geschieht. Sie werden das Gefühl haben zu zerbersten. Ebenso wie unser Atem muss auch unsere Sexualität ihren Weg finden, und wir alle gehen mit dieser Naturmacht so gut um, wie es uns eben gelingt. Hier gibt es keine Regeln, keine Vorgaben, wie es »zu sein hat« oder »nicht zu sein hat«, und jede individuelle Form, Sexualität zu leben, verdient unseren Respekt und unsere Toleranz. Ob Enthaltsamkeit oder Sexsucht, Keuschheit oder Pornographiekonsum, Frigidität oder Promiskuität, ob im Rahmen einer oberflächlichen Affäre oder einer auslaugenden Abhängigkeitsbeziehung: Ein jeder von uns hat seine eigene Form des Umgangs mit dem Phänomen Sexualität – oder vielmehr mit dem Zerrbild, das unsere Gesellschaft davon schafft. Selbst kriminelle Auswüchse müssen wir noch im Kontext der gesellschaftlichen Neurose sehen, und sowohl die Opfer als auch die Täter bedürfen unserer Führung und Fürsorge, um zu einer positiven Lebenshaltung zurückzufinden.

Bei alldem bleibt eines wahr: Sexualität ist etwas vollständig Natürliches, und wenn wir für uns den Weg echter Intimität und einer »erotischen Intelligenz« gehen können, dann *weil* sie etwas so Natürliches ist. Wir alle sind in der Lage, die innige Verbundenheit mit dem Leben zu spüren, wenn wir den Kontakt mit unserem Körper und unserem Atem herstellen. Auf diese Weise können wir uns jederzeit mit der weiblich-männlichen Polarität spüren, die in uns angelegt ist. Und auch wenn wir keinen Sex haben sollten, bleibt uns dennoch das Erlebnis inniger Verbundenheit.

Amy Bankoff:
Partnerschaft innerhalb der Partnerschaft

Seit ich die *Promise Practice* praktiziere, gelingt es mir sehr viel besser, die verschiedenen Kräfte in meinem Leben untereinander in Einklang zu bringen. Ich habe an Selbstvertrauen gewonnen, bin zufriedener geworden und kann akzeptieren, wer oder was immer mir im Leben begegnet. Das für mich wichtigste Ergebnis ist aber, dass sich meine Beziehung zu meinem Mann verbessert hat, wovon natürlich auch unsere Kinder profitieren. Durch die Übungen bin ich wieder mit meinem Atem und meinem Körper in Kontakt und habe ein Gefühl dafür entwickelt, wie Ein- und Ausatmung einander ergänzen und zwei Seiten einer einzigen Krafteinheit bilden. Dieses innere Gespür war mir schon lange abhandengekommen, vor allem wohl deshalb, weil ich ständig im Außen auf der Suche war. Meine früheren Selbstzweifel und Minderwertigkeitsgefühle beruhten nicht zuletzt auf diesem krampfhaften Bemühen um »Perfektion«, um bestimmte Methoden, von denen andere mir einzureden versuchten, sie seien unerlässlich für mein persönliches »Weiterkommen«. Erst als ich »aufhörte, auf andere zu hören« und einfach nur meinen Körper »in Bewegung atmete«, erschloss sich mir die Wunderwelt des Inneren.

Seit meiner Jugend stand ich unter dem Druck, nicht zu genügen, wie ich war. Immer blieb ein Gefühl von Mangel. Ich fand mich nicht schlank genug, nicht intelligent genug, nicht beliebt genug. Erst als ich mich samt meinen Schwächen akzeptierte und dem Leben überließ, konnte ich mir paradoxerweise zugestehen, zu meiner wahren Kraft als einer selbstbewussten Frau zu finden. Seither muss ich nicht mehr ständig kämpfen, irgendwo hinkommen oder irgendetwas erreichen und kann mich mit meinen weiblichen Seiten so intensiv spüren wie nie zuvor. Über den Atem habe ich zu dem liebevollen Umgang mit mir selbst gefunden, der mir früher nicht gelingen wollte und den ich doch so dringend gebraucht hätte. Schließlich habe ich gelernt, mich in jedem Augenblick so zu akzeptieren, wie ich bin.

Mit dem wachsenden inneren Frieden haben sich auch meine menschlichen Bindungen verändert, vor allem die zu meinem Mann. Nach der Geburt unseres zweiten Kindes war Sex für mich einfach nicht mehr wichtig. Meinem Mann ging es da ganz anders, und unser nicht vorhandenes Liebesleben sorgte in unserer Beziehung für nicht wenig Kummer. Ich konnte sein Verlangen nach Sex einfach nicht erwidern.

Als Mark dann davon sprach, dass die sexuelle Begegnung zwischen Mann und Frau der wichtigste und kraftvollste Aspekt einer Paarbeziehung sei, erschien mir die Frustration meines Mannes vollkommen nachvollziehbar. Mark erklärte, dass die sexuelle Beziehung zu meinem Mann mein wichtigstes Übungsfeld sei, meine Teilhabe an der Vereinigung des männlichen und weiblichen Prinzips, und ich wusste instinktiv, dass er recht hatte. Ich begann, auf die Annäherungen meines Mannes einzugehen, auch wenn ich eigentlich nicht »in Stimmung« war, und schon bald verspürte auch ich wieder Lust auf ihn. Mit unserem Liebesleben erging es uns wie mit einer Muskelpartie, die man lange Zeit nicht beansprucht hat: Zuerst tut man sich schwer und muss vielleicht sogar einen gewissen Widerstand überwinden. Aber bald darauf kehrt die Freude an der Bewegung zurück.

Mein Mann begann mit seinem eigenen Übungsprogramm, und wenn wir jetzt nebeneinander im Bett liegen, finden unsere Körper wie von selbst zueinander, was für mich sehr erregend ist. Unser neues Liebesleben ergab sich als natürliche Erweiterung der *Promise Practice*. Wir sind jetzt mit uns und miteinander im intimen Kontakt, können unsere Gefühle besser zum Ausdruck bringen und hören einander besser zu. Wir gehen verständnisvoller, geduldiger und nachsichtiger miteinander um. Was uns die Übung wiedergab, war etwas sehr Besonderes und doch Allgegenwärtiges: wahre Verbundenheit mit dem Leben.

»Liebessex«, von Liebe erfüllter Sex hat nichts mit einer besonderen Technik oder Fähigkeit zu tun. Im Wesentlichen geht es darum, die Qualitäten der Stärke und Empfänglichkeit im Liebesakt in ein ausgeglichenes Verhältnis zueinander zu bringen. Beginnen Sie dort, wo und wie Sie sind, und versuchen Sie nicht, ein anderer als Sie selbst zu sein. Kommen Sie in Kontakt mit dem, was Sie in sich haben, was Sie ausmacht. Wenn zwei Partner gemeinsam die *Promise Practice* üben, geschieht dies in dem Einvernehmen, einander mit Präsenz zu begegnen, damit die Beziehung funktionieren kann. Natürlich gibt es Momente, in denen es uns widerstrebt, diese Präsenz zu zeigen, weil wir emotional unausgeglichen sind. Aber genau aus diesem Grund ist es sinnvoll, das *Versprechen* als eine Form täglicher Disziplin aufzufassen wie das Duschen oder Zähneputzen – Dinge, die wir ebenfalls ohne Rücksicht auf unsere emotionale Verfassung tun. Halten wir diese Disziplin ein, werden wir erleben, dass sich etwas verändert und wir sehr wohl für andere präsent sein können.

Der Lehrer als Freund

Wir wissen um unseren Ursprung und unser eigenes Wesen, indem wir uns unseren Erlebnissen hingeben. Wir wissen um das Leben, weil wir das Leben in uns spüren. Sobald wir dies verstehen, können wir uns von der natürlichen Gewissheit tragen lassen, dass alles im Leben aus vollkommener Einheit und Liebe erwächst. Sobald wir in unserem eigenen Leben innige Verbundenheit verwirklichen, werden uns die hohen Ideale religiöser Abstraktion – wie zum Beispiel »Es gibt nur einen Gott« oder »Es gibt nur eine Wirklichkeit, in der alles seinen Ursprung hat« oder auch Sätze wie »Was wäre ich ohne meine unglückliche Geschichte?« – zu Gewissheiten. Im intimen Kontakt mit uns selbst stellen sich Erkenntnisse oder Einsichten wie diese von selbst und in unverlierbarer Weise ein. Sie sind einfach da. Und hier können wir wirklich von einer »Zeugenschaft« sprechen, in der wir uns des alleinigen Ursprungs aller Dinge und Gedanken im Bewusstsein gewiss sind. Jedoch führt dahin kein Weg über eine willentliche Methodik. Diese Form von Zeugenschaft ergibt sich allein aus den Erkenntniskräften, die uns, wenn die richtigen Bedingungen gegeben sind, aus den Zusammenhängen unserer Innerlichkeit zufließen.

Daher sollten wir uns über die Methoden, die dahin führen, weiter keine Gedanken machen. Sie wurden, aus dem Zusammenhang gerissen, vorschnell publik gemacht, ohne auf der grundlegenderen Praxis inniger Verbundenheit aufzubauen. Zu viele kopflastige, leibferne Lehren kursieren, die idealistische und schwärmerische Standpunkte vertreten, ohne praktisch anwendbar zu sein. Zwar gibt es unter ihren Repräsentanten durchaus ernstzunehmende Menschen mit außergewöhnlichen Erfahrungen – die sie aber selbst nicht immer verstehen und die daher oft nicht in der Lage sind zu vermitteln, wie sich ein von Innerlichkeit getragenes Leben führen lässt. Gleichwohl verdienen sie unseren Respekt, und was sie lehren, ist durchaus von Wert. Ich nenne diese Methoden und Überlegungen »letzte Verfeinerungen menschlicher Innerlichkeit«. Sie sind dazu berufen, auch die letzten Überreste jener Geistesstrukturen, die unser Abgetrenntsein von der Wirklichkeit behaupten, vollständig aufzulösen.

Der prinzipielle Weg jedoch, »um den zu wissen, der weiß« – das Bewusstsein oder die Bewusstheit an sich – besteht im Befolgen einer nachdrücklichen archaischen Weisung: Widme dich unausgesetzt dem Gegenstand oder der Richtung deiner Wahl. In der Vereinigung mit dem Gegenstand wissen wir um den Gegenstand, aber ebenso um »den Einen«, der weiß. Auf diese Weise wissen wir um uns selbst, um die Wirklichkeit, um den wahren Gott.

Wir können nicht, unter Umgehung unserer Innerlichkeit, sozusagen den Himmel im Sturm erobern. Spirituelle Ideale, die nicht von lebendiger Anteilnahme und Zuwendung getragen sind, hängen in der Luft. Unsere Innerlichkeit ist der Weg zur Erfüllung, und mit dem Versuch, sie zugunsten hoher oder überhöhter Ideale zu überspringen, bringen wir uns nur in Schwierigkeiten. Die grundlegende Übung besteht im Annehmen aller normalen Gegebenheiten. Zu allen Zeiten bestand das spirituelle Grundexerzitium der Menschheit – und zwar in allen Glaubensrichtungen – in der persönlichen, gegenseitigen Verbindung zweier »echter« Menschen. So besitzt im Christentum die zentrale Stellung von Jesus als eines intimen Freundes eine sehr hohe Symbolkraft, und in den Traditionen des Ostens vermittelt die intensive persönliche Beziehung zwischen Guru und Schüler, zwischen dem Avatar und dem Adepten dieselbe transformative Kraft. Und selbst innerhalb der Traditionen, in denen die spirituelle Lehre hochvergeistigte Formen angenommen hat, wie im Vedanta oder im Buddhismus, bleibt die enge Verbindung zwischen Lehrer und Schüler das vorrangige Medium transformativer Vermittlung. Diese tiefgehenden Bindungen waren nicht etwa Ersatz für alle anderen Beziehungen, sondern vielmehr das Mittel, dem Schüler all seine realen Lebensbezüge tiefer zu erschließen. Der Lehrer vermittelte seinen Schülern die Ur-Verbindung mit dem Leben, wie sie sich über den Atem und den Körper erschließt, die wiederum Schlüssel für alle anderen Beziehungen sind. In der altjüdischen Weisheitslehre gibt es keinen exklusiven Avatar, alles Erscheinende ist die Wirklichkeit oder das Göttliche, und so kommt dasselbe Wunder des All-Einen auch in dieser kulturellen Ausprägung zum Ausdruck.

Der Lehrer ist ein »echter« Mensch, keine Scheinidentität; ein wahrer Freund und nicht bloß eine gesellschaftliche Funktion; ein Botschafter des Lebensquells, keine Autoritätsperson. Wahrhaftige Lehrerpersönlichkeiten sind keiner Konvention oder Obrigkeit verpflichtet oder gar deren Funktionäre, sondern bringen sich allein mit jener Autorität ein, die aus echter Freundschaft und Fürsorge erwächst. Sie sind überall zu finden, möglicherweise schon an der nächsten Straßenecke! Es geht ihnen nicht um die Vermittlung ihrer eigenen Vorstellungen, sondern darum, den Schüler in die Lage zu versetzen, seiner eigenen Bestimmung zu folgen und zu sich selbst zu finden. Daher werden sie sich niemals dem Verlangen des Schülers nach inniger Verbindung, einschließlich Sex, in den Weg stellen. In der Dankbarkeit gegenüber solchen Lehrern schwingt etwas von der Dankbarkeit mit, die man einem echten Freund gegenüber empfindet. Dies bedeutet Demut und Mitgefühl im wahren Sinne der Tradition.

Reverend Robert Conover:
Die Vertiefung des Glaubens

Im Anschluss an eines meiner Seminare kamen Reverend Robert E. Conover und seine Frau auf mich zu, um sich bei mir zu bedanken. Mit großer Offenheit und geradezu gelehrtenhafter Präzision erläuterten sie mir, welche Bedeutung meine Ausführungen für ihre gesamten theologischen Studien und ihre religiöse Praxis hätten. Der Reverend zeigte sich überzeugt davon, dass sie von großer Bedeutung für seine Gemeinde seien, die Presbyterianische Kirche der Redwoods in Napa, Kalifornien. Später schrieb er mir dazu folgenden Kommentar:

Dreißig Jahre lang habe ich mich der Weisung kluger geistlicher Führer überlassen, die mich in völlig angemessener Weise dazu anleiteten, meine Suche nach innen zu lenken und »präsent« zu sein. Ich tat mein Bestes, ihren Belehrungen Folge zu leisten, und ließ nicht darin nach, in meinem Inneren zu suchen, in der Hoffnung, immer tiefer zu dringen, bis ich dort zuletzt die »Antwort« finden würde. Aber erst nachdem ich mit der *Promise Practice* begonnen hatte, wurde mir klar, was es wirklich bedeutet, präsent zu sein, meine Verbindung zum Leben und meinen Glauben wahrhaft zu vertiefen.

Für einen Beobachter von außen mag es so aussehen, als wäre die Kraft und Beweglichkeit, die in den Übungen des »Sieben-Minuten-Wunders« sichtbar wird, eine rein körperliche Leistung. Die wahre »Leistung« besteht aber in der tiefen Verbindung des Übenden mit sich selbst, des Atems mit dem Körper. Diese Verbindung, die für einen außenstehenden Beobachter unsichtbar bleibt, ist aber gerade das Herzstück der *Promise Practice*. Sowohl das hebräische als auch das griechische und lateinische Wort für Geist – ruach, pneuma und spiritus – stehen in enger Beziehung zum Atem. Tatsächlich empfangen wir das Geistige mit jedem Atemzug. Spiritualität ist so etwas Einfaches wie die Atmung. Es gibt keine Trennung zwischen unserem normalen Alltagsleben und dem geistigen Leben. Um die wahre Überlieferung der hebräischen Propheten und diejenige von Jesus Christus auszudrücken, müssten wir eigentlich ein neues Wort prägen wie »Spiritualitätsrealität«, und zwar ohne Bindestrich, der, statt zu »binden«, eher eine Trennung beider Begriffe signalisieren würde. Eine Übung wie die *Promise Practice* kann für Menschen, die in einer beliebigen religiösen Tradition stehen, hilfreich sein, aber auch für solche, die sich selbst nicht als religiös betrachten. Und für Christen können bekannte Bibelworte wie »Das

Wort ward Fleisch« oder »Das Reich Gottes ist in euch« neue Bedeutung erlangen.

Die *Promise Practice* kann unser Verständnis der Tradition, der wir entstammen, vertiefen und uns in der Ausübung unseres Glaubens inspirieren. Um nur das einfache Beispiel Jesu Lehre von der Nächstenliebe zu nehmen, die im Christentum eine so große Rolle spielt: Mit Hilfe der *Promise Practice* können wir darin eine noch tiefere Bedeutung entdecken. Im Evangelium nach Matthäus steht die Aussage im Kontext der Frage an Jesus: »Meister, welches Gebot im Gesetz ist das wichtigste?« Seine Antwort darauf war, das wichtigste Gebot sei die Liebe zu Gott und das zweite, ebenso wichtige: »Du sollst deinen Nächsten lieben wie dich selbst.« Mit anderen Worten: das erste und zweite dieser Gebote sind eines. Das Göttliche, den Nächsten und sich selbst zu lieben: all das ist Eines.

Auch das Verständnis der Selbstliebe erscheint damit in neuem Licht. Es geht dabei nicht um Selbstverliebtheit oder Selbstsucht, sondern um die tiefe Verbundenheit mit dem Geistigen und anderen Menschen.

Ich glaube also, dass uns die *Promise Practice* noch tiefer in die Tradition des Christentums führen und der Ausübung unseres Glaubens, im Gebet und im christlichen Handeln, eine tiefere Bedeutung verleihen kann. Mark zufolge ist die innige Verbundenheit im gewöhnlichen Leben das entscheidende Mittel, um zu einer spirituellen oder religiösen Lebensführung zu finden. Daher ist aus meiner Sicht die *Promise Practice* für uns Christen aus zwei Gründen von praktischem Wert:

Der erste Grund hat mit dem Gefühl der tiefen Verbundenheit mit Gott und der gesamten Schöpfung zu tun. Der Mensch wurde »zum Bilde Gottes erschaffen«, daher ist jedem Einzelnen ein göttliches Element eingeboren. In den christlichen Sakramenten der Taufe und der Eucharistie kommt unsere Abhängigkeit von den elementaren Gaben der Erde symbolisch zum Ausdruck: Wasser, Getreide, Früchte. Gott, Schöpfung und die gesamte Menschheit werden durch diese zwei Sakramente in ihrer Einheit gewürdigt. Und mit unserem Atem zu sein bedeutet mit dem Einen zu sein, der uns atmen lässt.

Zweitens unterstreicht die *Promise Practice* die Bedeutung einer regelmäßigen und leicht erlernbaren Disziplin. Zum Beispiel enthält die Regel des Heiligen

Benedikt klassische Anweisungen für das klösterliche Gebetsritual, die seit Jahrhunderten von vielen Mönchen in ihren Versenkungsübungen befolgt werden. Einer »Regel« oder einem »Exerzitium« zu folgen dient dem Zweck, unsere Identität als Person einerseits beständig zu festigen und andererseits zu transformieren. Eine so verstandene Übung ist mehr als eine bloße Gewohnheit, sie ist eine bewusst und bereitwillig gepflegte Disziplin, die in der Lage ist, ein Menschenleben von Grund auf zu verwandeln.

TEIL II

IHRE SIEBEN-MINUTEN-MEDITATION

10. Es geht los!

Nicht Erleuchtung ist es, was wir brauchen, nicht positives Denken oder gesteigertes Bewusstsein, nicht Gotteserkenntnis, sondern das Erlebnis inniger Verbundenheit. Sie ist es, aus der sich all dies andere ergibt.

Wenn wir uns mit etwas Neuem beschäftigen, sind wir oft wie gebannt von der Vorstellung, erst dann wirklich anfangen zu können, wenn der richtige Moment dafür gekommen ist. Vielleicht haben auch Sie das Gefühl, erst in der »richtigen Stimmung« sein zu müssen, um täglich diese sieben Minuten aufzuwenden, in denen Sie atmen und sich bewegen. Eine anscheinend legitime Annahme, die Ihnen aber sehr im Wege stehen kann.

Erwägen Sie daher, ob die gegenteilige Annahme nicht ebenso wahr sein kann: nämlich dass sich über die Aufnahme einer Aktivität die vermisste Stimmung einstellt und sogar kultivieren lässt. Jeder Künstler weiß: Wenn er darauf wartet, dass die Inspiration kommt, kann er lange warten. Arbeitet er aber jeden Tag diszipliniert an seinen handwerklichen Fähigkeiten, dann erzeugt er darüber eine kreative Stimmung, die die Lethargie vertreibt, von der »Verschieberitis« heilt und die unproduktiven Gewohnheiten durchbricht. Manchmal ist es daher am besten, einfach loszulegen. Fangen wir also an!

Bewegung im Rhythmus der Atmung

»Ich wollte, dass du es für dich selbst herausfindest und nicht bloß als eine weitere Tatsache, die sich auf abstrakte Weise lernen lässt, von mir übernimmst.« Wenn ich nun diese einfache Übung an Sie weitergebe, dann in dem Wunsch, dass auch Sie das Wunder an sich selbst erfahren und für sich entdecken. Die Schwierigkeit besteht darin, dass ich den Umweg über das gedruckte Wort nehmen muss. Könnte ich jetzt bei Ihnen sein, würde ich Ihnen einfach vorführen, was ich Ihnen beizubringen habe. Aber ich kann Ihnen versichern, dass das »Sieben-Minuten-Wunder« nicht schwierig ist. Sie werden rasch begreifen, worum es geht. Das verspreche ich Ihnen.

Bewegung der Arme im Atemrhythmus (im Sitzen)

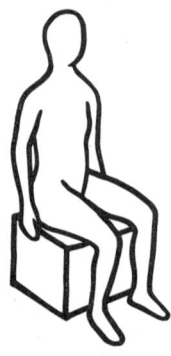

- Nehmen Sie auf einem Stuhl eine entspannte Sitzhaltung ein.
- Die Beine sind hüftweit voneinander entfernt, die Füße flach auf den Boden gestellt.
- Lassen Sie innerlich los. Entspannen Sie sich in den Schultern, und lassen Sie die Arme ebenso entspannt zu Ihren Seiten herabhängen.

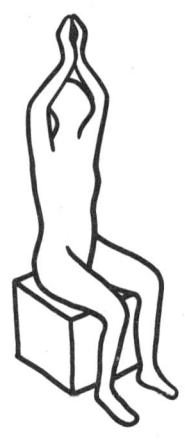

- Heben Sie die Arme nun seitlich in einer langsamen Kreisbewegung über den Kopf, bis Ihre Hände sich berühren. Richten Sie dabei Ihren Blick zu Ihren Händen hinauf. Senken Sie die Arme nun auf demselben Weg wieder langsam ab. Ruhen Sie in der Ausgangshaltung.

Sie werden feststellen, dass Sie auf natürliche Weise mit der Bewegung geatmet haben und dass Atembewegung und Bewegung der Arme aufeinander abgestimmt waren. Die meisten Menschen atmen instinktiv mit dem Heben der Arme ein und beim Absenken aus, was auch nur logisch ist: denn mit der Aufwärtsbewegung der Arme weitet sich der Brustkorb, während er sich bei der Abwärtsbewegung zusammenzieht.

Das mag selbstverständlich klingen, wir sind uns dessen aber keineswegs immer bewusst. In der Geschäftigkeit des Alltags denken wir kaum jemals über unsere Atmung nach. Aber jetzt, im Rahmen unserer kleinen Übung, sollen Sie Ihren Atem und seine Verknüpfung mit den Bewegungen Ihres Körpers wahrnehmen. Diese Verknüpfung ist ein wesentlicher Teil der in diesem Buch schon so häufig erwähnten innigen Verbindung mit sich selbst, die Sie jetzt am eigenen Leib erfahren sollen. Also:

- Heben Sie wiederum die Arme, dieses Mal jedoch, indem Sie dabei auf die Einatmung, das Empfangen des Luftstroms achten. Ohne dieses Empfangen wären Sie nicht am Leben, und allein schon in ihm offenbart sich die schöpferische und erhaltende Kraft des Lebens. Verweilen Sie, wenn Ihre Hände einander über dem Kopf berühren, in dieser Haltung. Lassen Sie die Handflächen und Fingerspitzen sanft zueinanderfinden. Und erlauben Sie der Stille dieses neu empfangenen Atemzuges … zu sein.
- Lassen Sie die Arme zu Ihren Seiten absinken, und achten Sie darauf, wie der Atem Sie verlässt. Vielleicht werden Sie auch spüren, dass dazu eine Form von Kraft notwendig ist. Achten Sie darauf, woher diese Kraft in Ihnen kommt. Beim Ausatmen hebt sich Ihre Bauchgegend innen und außen leicht an. Können Sie diese Kraft spüren? Auch sie erhält Sie am Leben, indem Sie den Atem aus Ihnen entlässt und Raum für eine neue Einatmung schafft.

Verweilen Sie in dieser Haltung, mit den Armen an den Seiten. Erlauben Sie der Stille der Ausatmung … zu sein. In dem kurzen Augenblick der Stille, am Ende des Ausatmens, sind Sie wahrhaft im Kontakt mit sich selbst. Das Gleiche gilt für das Ende der Einatmung. Tatsächlich ist der gesamte Atemzyklus, in Verbindung mit den Bewegungen Ihres Körpers, ein Vorgang der innigen, intimen Verbindung. Genießen Sie ihn als das Wunder, das er ist.

Sind Sie bereit weiterzumachen? Also los.

Bewegung der Arme im Atemrhythmus (im Stehen)

Stehen Sie zu dieser Übung bitte auf. Ist das aus bestimmten Gründen für Sie zu unbequem oder unmöglich, können Sie auch im Sitzen üben. Oder legen Sie sich auf den Rücken, wenn Ihre körperliche Verfassung nichts anderes zulassen sollte.

Auch bei dieser Übung heben Sie wieder seitlich die Arme, beginnen die Bewegung aber nicht gleichzeitig mit der Einatmung, sondern lassen sie ihr nachfolgen. Mit anderen Worten: Beginnen Sie mit der Einatmung, und heben Sie erst dann, während Sie weiter einatmen, langsam die Arme bis über den Kopf. Die Einatmung sollte dabei länger als die Aufwärtsbewegung der Arme dauern.

Die Atembewegung setzt also vor der Bewegung der Arme ein und wird über sie hinaus fortgesetzt.

Auf diese Weise betten Sie die Körperbewegung in die Bewegung des Einatmens ein. Die Einatmung wird damit zu einer Art umfangender Hülle für den äußeren Bewegungsablauf, womit sich die Innigkeit der Übung erhöht. Die Bewegung Ihres Körpers, das sanfte Hinaufgleiten der Arme, ist gänzlich vom Atem umhüllt. Verweilen Sie wieder am Ende der Einatmung, und erlauben Sie sich, in Stille zu sein.

Bevor Sie die Arme absenken, lassen Sie wieder den Atem vorangehen. Beginnen Sie langsam auszuatmen. Wenn die Kraft, die in Ihnen von unten anhebend wirkt, ein wenig von Ihrem Atem hat entströmen lassen, lassen Sie, weiter ausatmend, langsam die Arme sinken. Die Ausatmung sollte dabei länger dauern als die Abwärtsbewegung der Arme. In diesem Ablauf ist es die Ausatmung, welche die äußere Bewegung einhüllt oder umfängt. Verweilen Sie am Ende wieder in stillem Sein.

Anfänglich ist die zuletzt beschriebene Übung für Ihr tägliches »Sieben-Minuten-Wunder« ausreichend. Ich werde Ihnen später noch andere Bewegungsabläufe zeigen; aber diese komplementäre Verbindung von Bewegung und Atmung – das Empfangen des Atems bei der Einatmung und das aus der Kraft kommende Entlassen des Atems bei der Ausatmung – bildet den Ausgangspunkt jeder innigen Verbindung mit sich selbst. Wenn Sie diese Übung auf ebenso einfache Weise, wie Sie sie gerade gelernt haben, jeden Tag ausführen, wird diese innige Verbindung stärker werden und wachsen wie ein Muskel, den Sie jeden Tag im Fitness-Studio trainieren. Wir werden auf diese Übung noch zurückkommen. Für den Augenblick jedoch lassen Sie sie einfach auf sich wirken, was immer das für Sie bedeuten mag.

11. Eine »Atempause«

Die Alten sahen im Atem, nicht im Herzschlag, die wichtigste grundlegende Lebensfunktion des ganzen Körpers. Und wenn wir am Atem teilhaben und ihn stärken, kräftigen wir damit folglich auch alle anderen grundlegenden Lebensfunktionen.

Im vorangegangenen Kapitel habe ich Sie dazu angeleitet, die Arme mit dem Einatmen über den Kopf zu heben und beim Ausatmen wieder abzusenken. Sowohl bei der Aufwärts- als auch bei der Abwärtsbewegung setzte die Armbewegung im Anschluss an die Atembewegung ein und kam vor ihr zum Abschluss. Mit dem Atem beginnt und endet also jeder Bewegungsablauf. Diese Atemtechnik stellt ein Grundprinzip der Übung dar und wird uns daher auch bei unserem weiteren Vorgehen begleiten.

Zunächst wollen wir uns aber den Atemvorgang selbst genauer betrachten. Dazu stelle ich Ihnen eine weitere Technik vor, die Ihnen dabei helfen wird, die Atmung zu regulieren. Zugleich wird sich Ihre Übungspraxis dadurch vertiefen. Ich halte mich dabei wieder so eng wie möglich an die reale Erfahrung.

Atemtechnik

- Beginnen Sie mit einigen normalen Atemzügen im Stehen oder Sitzen. Atmen Sie, bei locker geschlossenem Mund, durch die Nase ein und aus.
- Versuchen Sie nun – anstatt die Luft über die Nasenlöcher einzuziehen, als ob Sie an einer Rose schnupperten –, den Atemstrom über den hinteren Teil des Rachens zu führen. Vielleicht fällt Ihnen das leichter, wenn Sie dazu zunächst den

Mund öffnen und sowohl beim Aus- als auch beim Einatmen stimmlos ein leises *haaaaa* ertönen lassen.

- Schließen Sie, nachdem Sie dies ein paar Minuten lang geübt haben, wieder den Mund. Versuchen Sie nun, ein ähnliches Geräusch mit einer ähnlichen Empfindung bei geschlossenem Mund und ohne aktive Beteiligung der Nasenlöcher hervorzubringen. Sie werden immer noch einen feinen Luftzug in den Nasenlöchern verspüren, aber der eigentliche Luftstrom wird nun über den Kehlkopf gelenkt. Vielleicht fällt Ihnen diese Atemtechnik von Anfang an leicht, vielleicht ist sie aber auch mit einer gewissen Anstrengung verbunden. Mit der Zeit aber wird sie sich für Sie angenehm leichtgängig anfühlen, und Sie werden überrascht sein, wie natürlich sie Ihnen bald vorkommt.

Einer der Vorzüge, den Atem auf diese Weise zu lenken, besteht darin, dass das damit einhergehende Geräusch Ihnen einen Fokus gibt. Ihr Geist wird immer wieder einmal abschweifen – das ist normal, und wir tun gut daran, es zu akzeptieren. Wenn Sie dem Atemgeräusch in der Kehle folgen, haben Sie darin aber einen vernehmlichen und fühlbaren »Umkehrpunkt«, auf den Sie sich in den verschiedenen Abschnitten der Übung immer wieder beziehen können.

Lassen Sie uns das gleich noch einmal probieren. Atmen Sie durch die Nase ein und aus, und steuern Sie den Atem über den hinteren Teil des Rachens. Die Luftbewegung erzeugt hier ein fernes, dumpfes Geräusch, das dem Schnaufen eines schlafenden Säuglings oder dem »Meeresrauschen« in einer Muschel vergleichbar ist. Ein friedliches und sehr entspannendes Geräusch.

Mit Hilfe dieser Atemtechnik haben Sie aber auch Einfluss auf die Qualität und Länge ihrer Atemzüge, und daher wird sie Ihnen in der Sieben-Minuten-Übung von Nutzen sein. Wir haben schon gesagt, dass die Atmung den Beginn und Abschluss der Bewegung bildet. Wenn Sie also auf die Länge Ihrer Atemzüge Einfluss nehmen können, wird Ihnen dies viel leichter fallen, und zugleich können Sie sich besser auf den Bewegungsablauf konzentrieren.

Vielleicht fällt Ihnen auch auf, dass Sie mit dieser Art zu atmen die Kraft im Bauchraum bei der Ausatmung steigern. Sie trainieren damit Ihr Zwerchfell, das die Lungen wie einen Blasebalg mit der »verbrauchten« Luft ausdrückt, wenn es sich nach oben wölbt. Ein energetischer Vorgang, an dem Sie über die Atmung teilhaben.

Der Atem ist der Schlüssel zu einem sehr persönlichen Übungsfeld. Er lehrt uns eine tiefe Ehrfurcht vor der Verbindung zu unserem natürlichen Sein, vor unserem Platz in dieser unermesslichen Welt und allem, was in ihr ist. Indem wir bewusst an unserem Atem teilhaben, verbinden wir uns unmittelbar mit jener Macht, die uns atmen und unser Herz schlagen lässt und die uns durch die ewigen Rhythmen des Lebens führt.

Kehren wir aber zu Ihrem eigenen Atemerlebnis innerhalb unserer Übung zurück. Sie haben gelernt, dass der Atem jede Bewegung einleitet und beendet, und Sie haben eine Atemtechnik gelernt, mit der Sie den Luftstrom über den Kehlkopf in die Brusthöhle lenken. In einem weiteren Schritt sollen Sie sich nun beim Atmen jeder der vier Phasen des Atemvorgangs bewusst werden:

1. Einatmung
2. Pausieren am Ende der Einatmung
3. Ausatmung
4. Pausieren am Ende der Ausatmung

Wesentliches Element der Übung ist, dass Sie in jedem der vier Abschnitte der Atmung mit derselben konzentrierten, aber entspannten Aufmerksamkeit präsent sind. Versuchen Sie es gleich jetzt.

Regulieren Sie bewusst Ihren Atemstrom, und beginnen Sie damit, die Atemzüge zu verlängern. Die Atmung über den Rachen wird Ihnen dabei helfen, Ihre Atemzüge zu verlangsamen und ein wenig auszudehnen.

Wir werden das gleich wieder mit Bewegung kombiniert üben, kümmern uns jetzt aber zunächst nur um die Atmung. Während sich Ein- und Ausatmung ausdehnen und vertiefen, können Sie damit beginnen, die Einatmung direkt in den Brustraum zu lenken und bei der Ausatmung wieder auf die Bewegung im Inneren Ihres Bauches zu achten. Die folgende Übung hilft Ihnen dabei, diese Bereiche voneinander getrennt zu erspüren:

- Legen Sie eine Hand auf den Bauch und die andere auf die Brust. Bei der Einatmung hebt sich die Brust leicht in Richtung des Kinns, wobei sich die Bauchmuskulatur auf natürliche Weise ausdehnt. Senken Sie den Kopf ein wenig in Richtung des Herzens, während Sie Wirbelsäule und Nacken leicht strecken. Lassen Sie Ihre Aufmerksamkeit auf dem Herzen ruhen.
- Pausieren Sie am Ende der Einatmung.
- Spannen Sie bei der Ausatmung die Bauchmuskulatur zwischen Schambein und Bauchnabel leicht an, wobei Sie den Bauch etwas einziehen. Mit Ihrer Hand können Sie diese Einwärtsbewegung spüren. Die Brust senkt sich dabei auf natürliche Weise ab.
- Pausieren Sie wiederum am Ende der Ausatmung.

Das war schon alles: Es ist Ihnen gelungen, alle vier Phasen der Atmung zu verlängern! Vielleicht fühlen Sie sich bereits nach diesem ersten Versuch wohlig entspannt, es kann aber auch eine Weile in Anspruch nehmen. Als ich die Übung selbst zum ersten Mal ausprobierte, war ich recht ungeduldig mit mir selbst. Ich versuchte mit Gewalt, den Atem unter Kontrolle zu bringen, und forcierte es so sehr, dass er sich gepresst anfühlte. Beim weiteren Üben ging ich dann aber nachsichtiger mit mir selbst um, und sehr bald fühlte sich diese Art zu atmen für mich ganz natürlich an.

Emmi: Kleine Veränderungen

Es ist jetzt der siebenundzwanzigste Tag meines Sieben-Minuten-Versprechens. Es gab Tage, an denen es mir wirklich schwerfiel, mich auf die Matte zu begeben, aber in diesen Momenten beginnt erst die »wahre Arbeit« – falls ich es überhaupt so nennen soll. Für mich jedenfalls war es manchmal schon Arbeit, morgens die Energie zum Aufstehen aufzubringen. Ganz ohne Überwindung geht es nicht, das gehört nun einmal dazu, wenn man sich ernsthaft auf etwas einlässt. Körperlich habe ich mich nie besser gefühlt. Aber die Veränderungen geschahen allmählich und fielen nicht vom Himmel. Dafür kann ich sie jetzt hier in meinem Inneren spüren. Was ich an diesem siebenundzwanzigsten Übungstag in mir wahrnehme, ist, dass ich nicht mehr nach Antworten suche – einfach deshalb, weil ich aufgehört habe zu fragen.

Der Atem bildet das Zentrum Ihrer Übung. In jedem einzelnen Augenblick stellt er Ihr wichtigstes Hilfs- und Resonanzmittel dar. Er »inspiriert« (wörtlich: »einhauchen«), initiiert und umhüllt jede Bewegung, macht den Bewegungsablauf flüssig und fließend. Außerdem sorgt das Atemgewahrsein dafür, dass Sie sich nicht über Ihre körperlichen Grenzen hinaus belasten oder unbemerkt emotionalen Stress aufbauen. Die Beschaffenheit Ihres Atems ist also ein wichtiger Indikator: Wenn Sie nicht mehr in der Lage sind, ruhig und gleichmäßig zu atmen, dann wissen Sie, dass Sie es übertrieben haben und sich mit Ihrer Übungsweise mehr an den natürlichen Grenzen Ihres körperlichen Wohlgefühls orientieren müssen.

Während der Körper dasjenige Energiefeld ist, das uns auf materieller Ebene am stärksten spürbar wird, ist der Atem unser

feinstoffliches Verbindungsglied zu allen sichtbaren und unsichtbaren Elementen des Lebens. Über den Atem können wir mit jeder Zelle unseres Körpers in Beziehung treten. Wenn wir uns der
Kraft, die im Atem liegt, bedienen, werden wir damit sensibel für
die inneren Wandlungen, die an jedem Tag in uns stattfinden. Auf
diese Weise sind wir in der Lage, unser Wohlbefinden auf das
höchstmögliche Maß zu steigern.

Die bewusste Atemregulierung ist darüber hinaus ein Mittel,
sich aus eingefahrenen Mustern und Gewohnheiten zu lösen und
den Kopf für anderes frei zu bekommen. Er schafft eine Verbindung zwischen dem, was wir von innen heraus zu kontrollieren
vermögen, und der Welt des Immateriellen, mit dem wir untrennbar verknüpft sind. Die aufmerksame Beobachtung des Atems ermöglicht darüber hinaus eine Feinabstimmung der Übung, mit der
sie unserer gegenwärtigen Lebenssituation am besten gerecht wird,
so dass wir auf positive und intelligente Weise vorangehen können.
Die Hauptsache aber ist, sich während der gesamten Dauer der
Übung genussvoll der Führung des Atems zu überlassen. Betrachten Sie den Atem als Ihren Lehrer. Darin liegt der Schlüssel zur
Entwicklung Ihrer ganz persönlichen Übungsform.

12. Wir kommen wieder in Bewegung

Die Promise Practice *schafft eine innige Verbindung mit Ihrem eigenen Leben und verleiht Ihnen die Autonomie, von der aus Sie Ihre intimen Beziehungen authentisch gestalten und zu einer echten Wahl werden lassen. Es handelt sich dann nicht mehr bloß darum, eingebildete Bedürfnisse zu befriedigen oder von einer kindlichen Ebene aus mit dem Leben umzugehen.*

Vorwärtsbeuge

Wir werden der Atemtechnik, die ich Ihnen im vorigen Kapitel vorgestellt habe, nun eine einfache Vorwärtsbeuge hinzufügen – wobei *hinzufügen* eigentlich nicht das richtige Wort ist. Die Körperbewegung *ist* die Atembewegung. Was Ihnen jetzt vielleicht noch als eine abstrakte Idee vorkommt, wird sich Ihnen, so glaube ich, im Laufe des Übens in seiner Wahrheit zeigen. Es handelt sich dabei um etwas, dem eine Schlüsselstellung beim gemeinsamen Üben von Atmung und Bewegung zukommt.

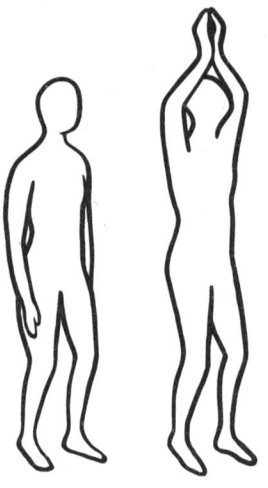

- Bitte stehen Sie zu dieser Übung auf. Die Füße sind parallel und etwa hüftweit voneinander entfernt.
- Beginnen Sie mit einer Einatmung und heben Sie dabei die Arme seitlich über den Kopf, so wie Sie es zuvor schon getan haben.

Beugen Sie dieses Mal jedoch Ihren Oberkörper dabei leicht zurück und richten Sie Ihren Blick hinauf zu den locker zusammengelegten Handflächen. Wichtig: Bei jeder Rückwärtsbeuge sollte die Wölbung der Rückenlinie zwischen Rumpf und Kopf sanft und gleichmäßig sein, ohne irgendwo einzuknicken. Ein Drücken oder Kneifen im Rücken zeigt Ihnen, dass Sie sich überstreckt haben.

- Beugen Sie sich nun mit der Ausatmung aus den Hüften heraus nach vorne, wobei die Brust leicht vorangeht. Beschreiben Sie dabei mit den Armen einen weiten Abwärtsbogen um Ihren Körper (etwa so, als würden Sie einen Kopfsprung ins Wasser machen). Die Knie bleiben locker und sind so weit gebeugt wie nötig, während Sie über die Fußsohlen Ihren Körperschwerpunkt aufrechterhalten.

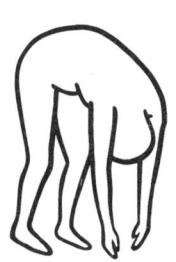

- Achten Sie auf die Signale Ihres Körpers, und beugen Sie sich nur so weit vor, wie es sich für Sie angenehm anfühlt. Statt mit den Fingern den Boden zu berühren, können Sie sie auch irgendwo auf den Beinen ablegen. Verlagern Sie das Körpergewicht vor allem auf Ballen und Zehen. Die Zehen haben aktiven Bodenkontakt.

- Atmen Sie ein, und lassen Sie sich von der Bewegung der (jetzt leicht angewinkelten) Arme und Ihrem Atem in die aufrechte Position zurückführen. Strecken Sie sich mit einer weit ausholenden Armbewegung zu einer bequemen Rückwärtsbeuge, den Blick zu den Händen über dem Kopf gerichtet. Denken Sie stets daran, dass der Atem die Bewegung einleitet und beendet!

- Wiederholen Sie die Schritte 2 bis 5 (bzw. 4) fünfmal. Verweilen Sie dann, wenn es sich für Sie angenehm anfühlt, für vier weitere Atemzüge in der vorgebeugten Haltung. Wahren Sie denselben Atemrhythmus wie zuvor in der Übung. Bleiben Sie im Nacken locker, mit entspannt herabhängendem Kopf.

- Lassen Sie sich nach vier Atemzügen wieder von den Armen und der Einatmung in die aufrechte Position zurückführen. Gehen Sie in die leichte Rückwärtsbeuge, den Blick nach oben zu den Händen gerichtet, und beenden Sie dann die Übung, indem Sie die Hände zusammengelegt in Höhe des Herzens vor die Brust führen. Neigen Sie den Kopf leicht nach vorn, und verweilen Sie einige Atemzüge lang in erholsamer Stille.

Vielleicht bekommen Sie inzwischen ein Gespür dafür, was ich mit dem Satz meine, dass die Körperbewegung die Atembewegung *ist*. Wenn wir Kraft und Empfänglichkeit von Ausatmung und Einatmung miteinander ins Gleichgewicht bringen, folgt daraus die Vereinigung der männlichen und weiblichen Energien in unserem inneren System. Der Mikrokosmos des Selbst dient dann als Kanal, über den die Vereinigung auch auf anderer Ebene stattfinden kann. Sobald dieser Prozess einsetzt, wirkt er sich spürbar im Körper und auf andere Beziehungsformen aus. Weil die Trennung aufgehoben ist, können sich, wo zuvor Ungleichgewicht bestand, wieder Harmonie und innige Verbundenheit einstellen. Die Vereinigung der Gegensätze, die im Körper beginnt, ist der Schlüssel zur innigen Verbindung mit dem Leben.

Wenden wir uns nun einer weiteren Bewegungsfolge zu, die wieder mit derselben Atemtechnik auszuführen ist. Diese Übung stellt etwas höhere Anforderungen als die bisher vorgestellten. Achten Sie also auf Ihren Atem, damit Sie Ihren Körper nicht überfordern.

Vorwärtsbeuge mit Schritt nach vorn und anschließender Rückwärtsbeuge

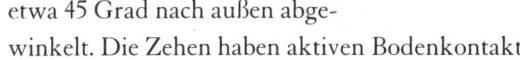

● Sie beginnen wieder im Stehen. Die Füße befinden sich in hüftweitem Abstand voneinander. Machen Sie mit dem rechten Fuß nun einen großen Schritt nach vorn, aber nur so weit, dass Sie noch sicher und bequem stehen können. Der seitliche Abstand der Füße bleibt dabei hüftweit, das Körpergewicht ist auf beide Füße gleichmäßig verteilt, der linke Fuß mit etwa 45 Grad nach außen abgewinkelt. Die Zehen haben aktiven Bodenkontakt.

● Führen Sie mit dem Einatmen die Arme seitlich in die Höhe, bis Sie eine leicht zurückgeneigte Position des Oberkörpers erreichen, in der Sie die über dem Kopf zusammengeführten Hände noch sehen können. Die Schultern bleiben dabei locker und beweglich. Spüren Sie, wie die angehobenen Arme den Brustraum weiten. Die Streckung sollte vor allem im oberen Rücken- und Brustbereich spürbar werden.

● Beugen Sie sich mit der Ausatmung nach vorne, und führen Sie dabei mit den Händen eine Kreisbewegung nach unten aus. Lassen Sie die Knie locker, während ihre Fingerspitzen zu beiden Seiten des rechten Fußes den Boden berühren (links entsprechend weiter von ihm abgesetzt). Wiederholen Sie das Ganze viermal, und

denken Sie immer daran, dass die
Atmung die Körperbewegung
einleitet und beendet.

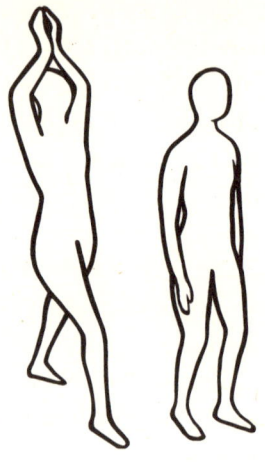

- Richten Sie sich nach dem vierten
Atemzyklus mit der Einatmung
in die Rückwärtsbeuge auf.
Verbleiben Sie, wenn es sich für
Sie angenehm anfühlt, für weitere
zwei bis vier Atemzüge in dieser
leicht nach hinten gestreckten
Schrittposition. Das sollte ohne
Anstrengung und starke Mus-
kelanspannung geschehen. Folgen
Sie Ihrem Atem mit seiner
Qualität von Kraft (Ausatmung) und Empfänglichkeit (Einat-
mung), und achten Sie auf die vier Phasen der Atmung:

    1. Einatmung

    2. Pause am Ende der Einatmung

    3. Ausatmung

    4. Pause am Ende der Ausatmung

- Ruhen Sie sich bei Bedarf einige Atemzüge lang aus, und
wiederholen Sie dann den Übungsablauf mit Seitenwechsel,
indem Sie mit dem linken Fuß einen Schritt nach vorn machen.

Eine Bemerkung zum Herz

Vielleicht haben Sie während der Übungen bemerkt, dass sich der
Kopf bei bestimmten Bewegungen auf natürliche und mühelose
Weise zur sich hebenden Brust hin absenkt, wodurch Wirbelsäule
und Nacken leicht gestreckt werden. Es ist eine Geste, mit der sich
der Geist vor seinem Ursprung, dem Herzen, verneigt. Und mit

der Ausatmung wirkt die Kraft der Körperbasis mit ihrem Herz-Ursprung in müheloser Hingabe zusammen.

Das Herz ist der Ursprung aller polaren Gegensätze, der Kulminationspunkt von Körper und Geist. Alle Gegensätze kommen vom Herzen und kehren zum Herzen zurück, und in der Teilhabe an seinen Gegensätzen wird uns das Herz spürbar. Dies ist etwas, das wir nicht erst in seiner Wahrheit »erkennen« müssen; es ist eine Erfahrung, die sich auf ganz natürliche Weise einstellt, während die Vereinigung eines Gegensatzpaares allen Gegensätzen zugutekommt.

Auch wenn die Wirksamkeit dieser Übungen heute nicht allgemein bekannt ist, haben wir es bei der physischen Verbindung und Vereinigung der Gegensätze über den Körper und den Atem mit einer mächtigen Energie zu tun. Betrachten Sie den Atem als Ihren Lehrer, dem Sie Gehorsam schulden, und folgen Sie Ihrem Herzen als Ihrem Führer.

Bis jetzt haben Sie vier Übungsformen kennengelernt, die Atem und Bewegung integrieren: Mit der Bewegung der Arme atmen im Sitzen (1), Mit der Bewegung der Arme atmen im Stehen (2), Vorwärtsbeuge (3), Vorwärtsbeuge mit Schritt nach vorn und anschließender Rückwärtsbeuge (4). Bevor wir dieses Kapitel schließen, möchte ich Ihnen nun eine weitere Form vorstellen.

Vorwärtsbeuge mit Drehung

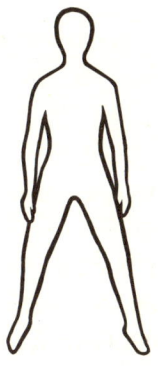

- Ausgangsposition ist der aufrechte Stand mit parallel aufgestellten Beinen. Führen Sie dann mit dem linken und rechten Fuß je einen kleinen Seitenschritt aus, so dass die Füße weiter als hüftweit voneinander entfernt und parallel zueinander zu stehen kommen (»Grätsche«). Üben Sie zunächst mit einer kleineren Schrittweite, die Sie dann mit zunehmender Kräftigung vergrößern können. Das Körpergewicht sollte gleichmäßig auf beiden Füßen ruhen, mit der Hauptlast auf Ballen und Zehen. Die Zehen halten mit einer leichten Greifbewegung aktiven Bodenkontakt.

- Heben Sie mit der Ein-atmung beide Arme seitlich bis in Schulterhöhe, alle Gelenke bleiben dabei locker und entspannt. Senken Sie das Kinn etwas der sich anhebenden Brust entgegen, womit sich der Kopf leicht zum Herzen hin neigt. Pausieren Sie nach der Einatmung.

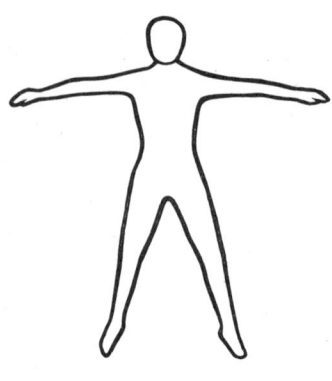

- Beugen Sie sich mit der Ausatmung in einer leichten Drehbe-wegung nach rechts, wobei Sie mit der linken Hand zur Außenkante des rechten Fußes zielen. Je nach Beweglichkeit können Sie mit den Fingerspitzen dabei Ihr Bein, Ihren Fuß oder auch den Boden berühren. Bleiben Sie locker im rechten Knie, und richten Sie den Blick hinauf zur rechten Hand, die Sie senkrecht in die Höhe gestreckt halten. Verlängern Sie im Laufe der Übung allmählich die Pause nach der Einatmung.
- Richten Sie sich mit der Einatmung wieder langsam zum Stand mit seitlich ausgestreckten Armen auf.
- Beugen Sie sich mit der Ausatmung nun

in einer Drehbewegung nach links, wobei Sie mit der rechten Hand zur Außenkante des linken Fußes zielen. Wenden Sie den Blick zum nach oben gestreckten linken Arm.

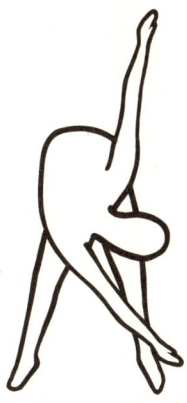

- Wiederholen Sie den Bewegungsablauf über zwei bis sechs Atemzyklen. Wenn es sich für Sie angenehm anfühlt, können Sie auch für eine Weile in der vorgebeugten Position verbleiben, indem Sie die seitliche Drehung bei der Ausatmung etwas verstärken und sie bei der Einatmung wieder etwas zurücknehmen.

Dabei sollten Sie stets innerhalb der natürlichen Dehnungsgrenzen des Körper und des Atems bleiben. Forcieren Sie niemals etwas. Zu jeder natürlichen Erweiterung seiner Grenzen wird der Körper von selbst hinfinden.

- Führen Sie zum Ausgleich abschließend eine sanfte Vorwärtsbeuge ohne Drehung aus, die Knie und der Nacken bleiben dabei entspannt.

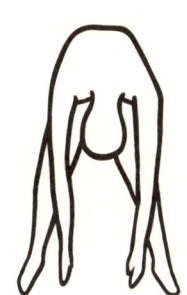

Verweilen Sie so zwei bis vier Atemzüge lang, und kommen Sie dann langsam mit der Einatmung in die aufrechte Position zurück. Atmen Sie anschließend noch zweimal ein und aus, und verlängern Sie dabei insbesondere die Pause nach der Ausatmung.

Im nächsten Kapitel stelle ich Ihnen noch fünf weitere Übungsformen vor. Zuvor aber lade ich Sie ein, sich mit zwei, drei oder auch beliebig vielen erholsamen Atemzügen zu entspannen.

13. Übungen zur Vertiefung

Sie selbst zu sein ist sehr einfach: Sie brauchen dazu nichts zu tun. Sie brauchen sich nicht anzustrengen und müssen auch nicht Ihre Willenskraft trainieren. Versuchen Sie aber, ein anderer zu sein, als Sie sind, müssen Sie viel Unnötiges auf sich nehmen und hart darum kämpfen. Sie selbst zu sein erfordert eine außerordentliche Intelligenz, und Sie sind mit dieser Intelligenz ausgestattet – eine Intelligenz, die Ihnen niemand zu geben braucht und die Ihnen niemand zu nehmen vermag.

Bis hierher gekommen, denken Sie vielleicht, dass ich Ihnen genug Übungsstoff mitgegeben habe, um damit ein Minimum von sieben Minuten auszufüllen. Und natürlich haben Sie damit recht. Sie haben Ihr »Sieben-Minuten-Wunder« beisammen, verfügen über die richtige Atemtechnik und kennen eine Reihe von Bewegungsabläufen im Sitzen und im Stehen, die Sie beliebig oft wiederholen können. Ich könnte Sie damit also jetzt entlassen. Dennoch lade ich Sie ein, noch ein wenig zu verweilen – nicht allein, damit Sie ein paar weitere Bewegungsabläufe kennenlernen und damit Ihre tägliche Übungspraxis anreichern können; sondern auch, um ein wenig mehr über die Übungen selbst zu erfahren.

Kindstellung und Vierfüßlerstand

 Für diesen Bewegungsablauf begeben Sie sich bitte auf alle Viere, das heißt, stützen Sie sich auf dem Boden auf Handflächen und Knien ab.

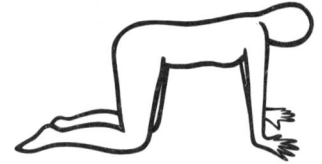

Legen Sie, wenn Sie es etwas bequemer mögen, zuvor eine Matte oder eine Decke unter. Gehen Sie immer gut mit sich um: Wenn Sie mit Knieproblemen zu tun haben, lassen Sie die Übung besser aus.

- Die Knie befinden sich, in bequemem Abstand voneinander, unter den Hüften, die Hände unter den Schultern, ein klein wenig nach vorn versetzt. Spreizen Sie die Finger fächerartig auseinander, und üben Sie mit Daumen und Zeigefinger spürbaren Druck gegen den Boden oder die Unterlage aus, um den Druck auf die Handgelenke zu verringern. Atmen Sie ein.

- Bewegen Sie mit der Ausatmung Ihre Hüften langsam in Richtung Ihrer Füße, während Sie Hände und Arme ausgestreckt lassen. 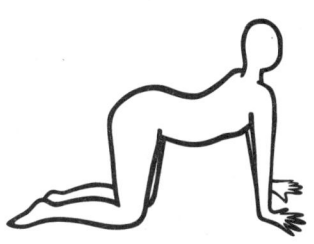 Spüren Sie die Dehnung in der Wirbelsäule, und ziehen Sie den Bauch leicht ein.

- Kommen Sie mit der Einatmung wieder zurück in die Ausgangsposition auf allen Vieren, während Sie gleichzeitig die Taille nach unten drücken, so dass Schlüsselbeine und Steißbein die höchsten Punkte des Körpers bilden. Richten Sie den Blick nach vorn, aber neigen Sie den Kopf dabei nicht so weit in den Nacken, dass dort Spannung oder Druck entsteht.

- Ziehen Sie mit der Ausatmung den Bauch wieder ein, und gehen Sie mit dem Gesäß zurück in die kauernde

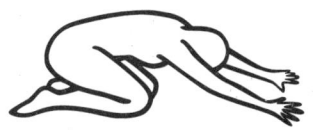

Stellung, wobei Sie das Steißbein nach hinten drücken. Führen Sie alle Bewegungen langsam aus, und achten Sie dabei sehr aufmerksam auf einen ruhigen und gleichmäßigen Atem. Bei Bedarf können Sie sich zwischen jeder Wiederholung ausruhen, damit die Qualität der Bewegungsführung erhalten bleibt. Atmen Sie dazu vier- bis sechsmal ein und aus, und verlängern Sie die Pause nach der Ausatmung.

● Wiederholen Sie die Bewegungsabfolge drei- bis sechsmal, und lassen Sie sich dafür so viel Zeit wie nötig. Die kauernde Stellung unterstützt die Einwärtsbewegung des Bauches, womit die Atemluft herausgedrückt wird. Die öffnende Gegenbewegung mit dem Durchdrücken des Kreuzes unterstützt die Einatmung. Aber, wie gesagt, achten Sie auf sich. Wenn sich Kniebeschwerden einstellen, sollten Sie diese Übung überspringen. Sie erreichen nichts damit, wenn Sie sich quälen!

Sich zum Himmel strecken

● Nehmen Sie auf dem Boden eine knieende Sitzhaltung ein. Der Rücken ist aufrecht, aber entspannt, die Arme ruhen auf den Oberschenkeln oder hängen an den Seiten locker herab. Richten Sie sich 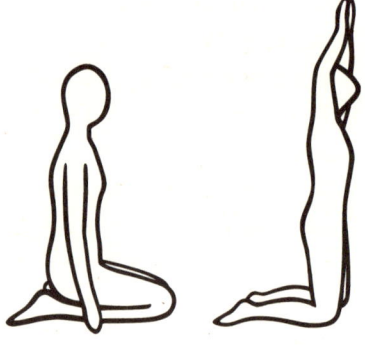 mit der Einatmung kniend auf und führen Sie dabei die Arme seitlich im Bogen über den Kopf. Lassen Sie sich bei der Aufwärtsbewegung der Arme vom Atem führen. Der Blick ist nach oben zu den Händen gerichtet.

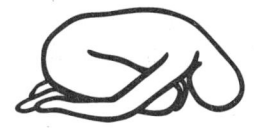

● Beugen Sie sich mit der Ausatmung aus den Hüften nach vorn, bis die Stirn den Boden und das Gesäß die Fersen berührt. Ziehen Sie dabei den Bauch ein, und nehmen Sie die Arme nach hinten. Sie können die Hände neben den Füßen am Boden ablegen oder hinter dem Rücken am Steiß zusammenführen. Sie befinden sich nun wiederum in der zusammengekauerten »Kindstellung«, einer universellen, ebenso spielerischen wie demütigen Geste. Kommen Sie an diesem Endpunkt der Bewegung vollkommen zur Ruhe, und entspannen Sie sich in den Raum zwischen den Atemzügen hinein.

● Führen Sie mit der Einatmung die Arme wieder in einem seitlichen Bogen über den Kopf und lassen Sie sich dabei von der Kraft Ihres Atems in eine aufrechte Position emportragen, so als würden Sie sich auf Knien zu Ihrer vollen Größe aufrichten.

● Achtung: Wenn es für Ihren unteren Rückenbereich zu belastend ist, sich auf diese Weise aufzurichten, können Sie sich auch zuerst über den Rücken in eine aufrechte Position »hinaufrollen«. Verweilen Sie so einen Moment, bevor Sie sich mit der Ausatmung wieder vorsichtig vorneigen und die Arme an Ihren Seiten ablegen.

Halbe Kerze, Arme über dem Kopf

- Legen Sie sich mit angewinkelten Beinen auf den
Rücken, die Arme ruhen
seitlich am Körper. Ziehen
Sie die Knie langsam zum
Oberkörper heran und
bleiben Sie dabei mit Becken und
Hüften am Boden. Umfassen Sie
mit den Händen von außen leicht
beide Knie, bleiben Sie dabei locker in den Schultern, ohne sie
vom Boden abzuheben.

- Lassen Sie mit der Ein-
atmung die Knie los, und
strecken Sie Beine und Füße
in die Höhe. Führen Sie
dabei die ausgestreckten
Arme in einer sanften
Bewegung über Ihren
Oberkörper nach hinten
und legen Sie die Hand-
rücken über dem Kopf am
Boden ab. Verweilen Sie in dieser Haltung.

- Ziehen Sie mit der Ausatmung die Knie wieder in Richtung
Brust an, führen Sie dabei die Arme diesmal näher am Körper
zurück, und umfassen Sie mit den Händen wiederum die Knie.
Wiederholen Sie die Bewegungs-
abfolge so oft, wie es für Sie
angenehm ist. Ruhen Sie sich zum
Abschluss so lange aus, wie Sie
möchten – entweder mit angewin-

kelten Beinen und aufgestellten Füßen oder auch mit am
Boden ausgestreckten Beinen.

- Atmen Sie vier- bis achtmal ein und aus. Verlieren Sie niemals
den Kontakt zum Atem, der immer die Bewegung einleitet
und beendet.

Die Brücke

- Ausgangsposition ist wieder
die Rückenlage mit ange-
winkelten Beinen. Die Arme
ruhen seitlich am Körper,

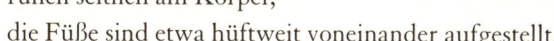

die Füße sind etwa hüftweit voneinander aufgestellt.
- Heben Sie mit der Einatmung das Becken vom Boden ab, und
führen Sie gleichzeitig die ausgestreckten Arme parallel über
Ihren Oberkörper zum Boden hinter den Kopf.

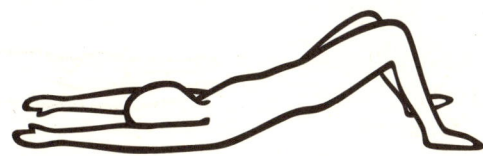

- Beginnen Sie mit der Ausatmung, und senken Sie das Becken
wieder zum Boden hin ab, während Sie die Arme auf demselben Weg zurückführen und seitlich neben dem Körper ablegen.
- Verlängern Sie die Pause nach jeder Einatmung.
- Wiederholen Sie die Übung vier- bis fünfmal.
- Achten Sie stets darauf, dass der Atem die Bewegung einleitet
und beendet.

Kräfte sammeln

Diese Übung bietet Ihnen ein Höchstmaß an Erholung. Sie können sie entweder an die bisher vorgestellten Übungen anschließen oder getrennt davon durchführen, um sich zu regenerieren und neue Kraft zu schöpfen.

- Die Arme ruhen in Rückenlage seitlich am Körper, die Schultern bleiben am Boden. Legen Sie die Unterschenkel auf der Sitzfläche eines Stuhls ab, Knie- und Hüftgelenke sind dabei im rechten Winkel gebeugt. Legen Sie eventuell flache Sitzkissen unter. Sie sollten das Gefühl haben, dass das ganze Gewicht der Beine vom Stuhl getragen wird, so dass die Hüftgelenke vollständig entlastet sind.
- Führen Sie mit der Einatmung beide Arme nach hinten über den Kopf. Vielleicht gelingt es Ihnen, dabei den Boden hinter

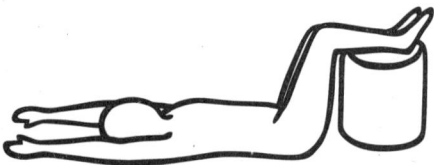

sich zu berühren, sonst nehmen Sie die Arme so weit zurück, wie es Ihnen ohne Mühe möglich ist. Sie sollten die Bewegung bequem ausführen können.
- Beginnen Sie nach einer Pause auszuatmen, und führen Sie die Arme mit der Ausatmung langsam auf dem gleichen Weg zu beiden Seiten des Körpers zurück.

- Führen Sie nach einer weiteren Pause die gestreckten Arme mit der Einatmung wieder hinter den Kopf und mit der Ausatmung wieder zurück.
- Wiederholen Sie den Ablauf über sechs bis acht Atemzüge, und ruhen Sie sich dann – mit in Schulterhöhe auf dem Boden ausgebreiteten Armen – aus. Nach und nach können Sie die Pausen nach der Ein- und Ausatmung ausdehnen. Experimentieren Sie ruhig ein wenig. Die Pausen sollten dabei jedoch nicht auf Kosten der Länge von Einatmung und Ausatmung gehen.

Das Hochlagern der Beine entlastet das Herz und das gesamte Herz-Kreislauf-System. Wie bereits erwähnt, sagte mir einmal ein befreundeter Arzt, dass es in Wirklichkeit nur eine einzige Krankheit gebe, die sich in vielen Formen manifestiert: Stress. Sich an jedem Tag zu *ent-stressen* ist also das Beste, was Sie für Ihre Gesundheit tun können.

Ein höchst wichtiger Abschluss: das Ausruhen

Der wichtigste Teil der Übung ist die Ruhezeit, mit der Sie Ihre Übungsfolge ausklingen lassen. Auf diesen Teil sollten Sie niemals verzichten, gleichgültig, wie viel Zeit Sie zuvor schon auf andere Übungen verwandt haben. Genießen Sie diese Erfahrung als ein tief heilsames Zu-sich-selbst-Kommen.

- Liegen Sie bequem auf dem Rücken, lassen Sie den Körper sich lösen und entspannen, und geben Sie sich ganz dem Gefühl des

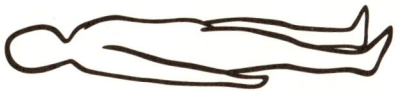

Getragenseins hin. Je mehr Sie sich in den Boden sinken lassen, desto mehr werden Sie sich vom Boden getragen fühlen. Je mehr Sie sich dem Leben überlassen, desto mehr werden Sie sich vom Leben getragen fühlen. Und wirklich trägt es Sie so vollkommen wie der Boden Ihren Körper.

- Entspannen Sie sich in den Beinen, und lassen Sie die Füße, die etwa hüftweit auseinanderliegen, locker nach außen fallen.
- Entspannen Sie sich in den Armen, die mit ein wenig Abstand vom Körper zu seinen Seiten liegen. Die Handflächen weisen nach oben und sind etwa dreißig Zentimeter von den Hüften entfernt.
- Entspannen Sie jeden einzelnen Finger und jede einzelne Zehe.
- Lösen Sie alle Ihre Glieder.
- Lassen Sie Ihren ganzen Körper in seinem eigenen Raum der Stille zur Ruhe kommen.
- Wandern Sie mit Ihrer Aufmerksamkeit durch den gesamten Körper, und lassen Sie dabei in jedem einzelnen Bereich los. Kommen Sie mit Ihrem ganzen Körper zur Ruhe – was immer dieser »ganze Körper« letztlich ist.
- Stellen Sie sich vor, wie all das, was Sie für Ihr Wohlbefinden nicht benötigen, Ihren Körper verlässt und wie es über Hände und Füße aus Ihnen herausströmt, Radiowellen gleich, die sich in der Unendlichkeit des Alls verlieren. Der Körper entledigt sich auf natürliche Weise all dessen, was er nicht braucht. Mit der *Promise Practice* haben Sie teil an diesem Reinigungsprozess, indem Sie sich von physischem, emotionalem und mentalem Ballast befreien.
- Verweilen Sie mit Ihrer Aufmerksamkeit für einen Moment beim Scheitel oder auch ein wenig über dem Scheitel. Lassen Sie den ganzen Körper im Fluss des Lebens treibend ruhen.
- Verweilen Sie hier wenigstens für zwei oder drei Minuten – oder auch beliebig länger, wenn Ihnen danach ist. Diese dem

Anschein nach so einfache Übung ist sehr wirkungsvoll, und wenn Sie diese abschließende Ruhephase weglassen, ist es ein bisschen so, als würden Sie Daten in Ihren Computer eingeben, ohne sie hinterher zu speichern. Es ist eine Übung tiefgreifender Regeneration, mit der Sie sich den Gewinn, den Sie aus allen vorangegangenen Übungen ziehen, bewahren und in jede Zelle Ihres Körpers einprägen. Lassen Sie also niemals diese abschließende Übung aus, auch wenn Sie vorher nur ein oder zwei der anderen Übungen aus diesem Buch gemacht haben.

Damit sind wir am Ende des praktischen Teils angekommen. Sie haben sich ein Repertoire an Atem- und Körperbewegungen zugelegt, aus dem Sie nun beliebig schöpfen können. Vielleicht stellen Sie sich ein paar bestimmte Übungen zusammen, verändern täglich die Auswahl oder führen sie alle aus, wenn Sie deutlich länger als sieben Minuten üben wollen. Es ist Ihre persönliche Übungspraxis und Ihr ganz persönliches, intimes Erfahrungsfeld. Hinweise zum Video-Begleitmaterial finden Sie wie schon gesagt am Ende des Buches.

Die Bedeutung täglichen Übens oder: Die Disziplin der drei Atemzüge

Wenn Sie erstmalig Ihr »Sieben-Minuten-Wunder« üben, benötigen Sie vielleicht eine gewisse Anlaufzeit, um die natürliche Disziplinscheu des Geistes zu überwinden. Bleiben Sie aber konsequent dabei, wird sich daraus mit der Zeit eine willkommene Routine im Tagesablauf entwickeln. Wann immer Sie wankelmütig werden, denken Sie an diese einfache Regel: *Es ist bloß eine Disziplin der drei Atemzüge.* Für gewöhnlich haben wir bei Übungsbeginn während der ersten drei Atemzüge mit einem gewissen Widerstand zu kämpfen. Aber schon der vierte Atemzug hat dann etwas Köstliches und

Kraftvolles an sich. Danach ist es immer noch Disziplin, aber eine Disziplin, die Spaß macht. Ein Freund erzählte mir einmal, dass sich mit seinem Entschluss, regelmäßig zu üben, seine ganze Einstellung gegenüber der »Disziplin« des Übens verändert habe. Zuvor habe er immer das Gefühl gehabt, dass er es sei, der die Übungen zu *machen* habe. Nach einigen Wochen des Sich-Bewegens und Atmens habe es sich aber so angefühlt, als ob sich die Übungen ohne sein Zutun wie von selbst »machten«. Die angeborene Weisheit des Körpers hatte die Führung übernommen, so dass es sich für meinen Freund vollkommen natürlich anfühlte, auf diese Weise zu atmen und sich zu bewegen, mühelos und ohne jede Anstrengung.

Es gibt aber noch einen weiteren Grund, der dafür spricht, sich zum Üben zu entschließen. Unsere gesellschaftliche Konditionierung bringt es mit sich, dass uns das Gefühl inniger Verbundenheit widerstrebt. Daher vermeiden wir auch die unmittelbare Erfahrung unserer eigenen Lebendigkeit. Und dann wundern wir uns, das Gefühl zu haben, dass uns etwas fehlt. Mit der *Promise Practice* dagegen üben wir uns unmittelbar darin, in innigem Kontakt mit uns selbst zu sein, mit anderen Menschen, mit dem Leben.

Masha, Schauspielerin und Yogalehrerin: Ein heiliger Freiraum

Während der vergangenen zehn Jahre lief ich zu schweißtreibenden Gruppen-Workouts, verführt von der Aussicht, in meinen Jeans eine gute Figur zu machen. Nachdem ich aber die *Promise Practice* gelernt hatte, begann ich mich für meinen eigenen Übungsstil zu erwärmen, und nahm mir selbst das Versprechen ab, das Üben an keinem einzigen Tag zu vernachlässigen. Ich hatte nicht mehr das Gefühl, eine große Trainingsgruppe zu brauchen, um mich motivieren zu lassen, und fand, dass ich in Jeans eigentlich bereits ganz passabel aussah. Ich entschied mich dafür, mich zu Hause auf meine eigene Matte zu begeben und zu sehen, was geschieht, wenn ich mit mir selbst und meinem Atem allein bin.

Indem ich mir einfach die Zeit nahm, mich in meinem eigenen Rhythmus mit dem Atem zu bewegen, schuf ich mir diesen Freiraum des Tages, der mir inzwischen heilig ist und der mir erlaubt, meiner Lebensfreude freien Lauf zu lassen und offen auf die Menschen zuzugehen. Ich bin jetzt freundlicher zu dem Mann von der chemischen Reinigung, der Kassiererin im Supermarkt und dem Parkhausangestellten. Und irgendwie sind sie auch freundlicher zu mir. Als Schauspielerin hatte ich häufig mit Lampenfieber zu tun, aber seit ich die Übungen mache, freue ich mich darauf, auf der Bühne zu stehen, ohne darüber nachzudenken, wie ich beim Publikum ankomme. Und damit nicht genug: Seither war ich bei jedem Vorsprechtermin, zu dem ich die Gelegenheit hatte. Sogar die Beziehung zu meinem Partner hat sich seither enorm verbessert. Wenn ich ihm gegenüber liebevoller und geduldiger sein kann, dann offenbar deshalb, weil ich jetzt mit mir selbst liebevoller und geduldiger umgehe.

Ich lade auch Sie ein, den Mut aufzubringen, ein inniges Verhältnis zu Ihrem eigenen Leben, Ihrem Atem und Ihrem Körper herzustellen – es wird Ihnen in jeder Hinsicht zugutekommen. Ergreifen Sie die reale und konkrete Chance, die sich Ihnen hier bietet: denn mit guten Vorsätzen allein werden Sie nicht weiterkommen. Sie brauchen eine praktische Handhabe, etwas, das Sie *tun* können.

Und begnügen Sie sich nicht mit einer Erklärung wie: »Ich werde es versuchen.« Das wird nicht funktionieren, weil der Satz besagt, dass Sie es nicht *wirklich tun* werden. Wenn Sie sich aber sagen: »Ich mach's«, oder: »Ich verspreche es«, dann tun Sie es auch wirklich. Sie nehmen Ihren ureigenen Platz im Leben ein. Ich habe übrigens festgestellt, dass die Menschen sich gerne dieses Versprechen abnehmen lassen, weil sie in diesem Moment eine klare Position in ihrem Leben beziehen. Daher möchte ich auch Ihnen dieses Versprechen abnehmen – und vielleicht tun Sie dasselbe für andere, die dessen bedürfen und innerlich bereit dafür sind.

14. Das »Sieben-Minuten-Wunder« aus spiritueller und wissenschaftlicher Sicht

Es geht nicht darum, irgendetwas zu verändern. Es geht nicht einmal darum, die eigene Mitte oder zum Herzen zu finden. Das Herz ist immer schon vollkommen als Ursprung der polaren Gegensätze da. Es geht einfach darum, an beiden Polen der Gegensätze zugleich teilzuhaben.

Die Abfolge aus Vorwärts- und Rückwärtsbeugen, leichten Drehbewegungen und Kauerstellungen wurde von den allerbesten Lehrern entwickelt, um alles abzudecken, was Sie benötigen, um Ihrem Körper von Grund aus wohlzutun. Stehen Ihnen nur begrenzt Zeit und Energie zur Verfügung, werden Sie vielleicht nur ein oder zwei der hier vorgestellten Bewegungsformen üben wollen (die ihrerseits wieder nur eine kleine Auswahl aus einer schier endlosen Palette an möglichen Formen und Kombinationen darstellen). Für welche der Bewegungsformen Sie sich aber auch entscheiden: Stets sollte Ihr Ziel sein, den Ablauf der Atembewegung im Körper zu verbessern. Die Einfachheit einer Bewegungsform tut ihrer Wirksamkeit keinen Abbruch. Die Komplexität der Abläufe spielt also keine Rolle, und selbst die einfachste Körperbewegung ist, wenn sie richtig ausgeführt wird (also der Atembewegung folgend und in sie mündend), genauso in der Tiefe wirksam wie irgendeine der »schwierigen« Übungen.

Auch sollten Sie sich nicht mit anderen vergleichen und sich Sorgen darüber machen, ob ihr eigenes Übungsprogramm mit dem anderer mithalten kann. »Eines schickt sich nicht für alle.« Denken Sie immer daran, dass Ihre Übung die intime Verbindung mit Ihrem Körper und Ihrem Atem ist und deshalb auch einzig und allein für Ihren Körper und Ihren Atem bestimmt ist. Die Übungsabfolge, die Sie für Ihr Sieben-Minuten-Programm auswählen, sollte dem Rechnung tragen und nur solche Übungen enthalten, die Sie persönlich ansprechen. Ihr Übungsablauf sollte ein möglichst angenehmes, freudvolles Tun sein, und das fängt bei der Auswahl der Übungen an.

Im Anschluss an die Übungen haben Sie vielleicht das Bedürfnis, in einem meditativen Zustand zu verweilen oder in einer bequemen und entspannten Haltung noch eine Zeitlang dem Atem zu folgen. Sie sollten sich aber nicht zu einer regelrechten Sitzmeditation zwingen, wenn der Impuls dazu nicht von innen heraus entsteht. Meditation ist ein Zustand der Klarheit, der sich auf natürliche Weise einstellt und sich nicht verordnen lässt. Wir üben um des Genusses willen, der sich aus der Teilhabe am Atem ergibt, der uns wiederum zur Teilhabe an der nährenden Kraft des Lebens führt. Alles, was uns darüber hinaus an Wohltaten zufließt, ist ein zusätzliches Geschenk, das aber nicht wenigen Übenden wirklich zuteilwird.

Ihr »Sieben-Minuten-Wunder« ist die Zeit, in der Sie sich ganz um sich selbst kümmern. Mit zunehmender Übung erfordern die Bewegungsabläufe weniger Überlegung und bekommen etwas Natürliches. Die Weisheit Ihres Körpers lernt, Bewegung und Atmung zu einem nahtlosen Ganzen zu verbinden, und das Üben selbst wird zu einem besonderen Genuss, in dem die Pole der Kraft und Empfänglichkeit in Ihnen zur Reife gelangen. Sie sind von der nährenden Kraft des Lebens vollkommen getragen, und Ihre Übung erinnert Sie auf behutsame Weise daran, dass für Sie keinerlei Notwendigkeit besteht, etwas anderes zu sein als das, was Sie bereits sind.

Jennifer Patterson:
Angekommen im »Haar und Jetzt«

Jennifer Patterson ist eine Schriftstellerin aus New York, die an einem meiner Seminare teilgenommen hatte. Als wir uns ein paar Monate später wiederbegegneten, berichtete sie mir begeistert davon, dass sie es aufgegeben habe, sich ständig abzumühen, ihr Leben in geordnete Bahnen zu lenken. Selbst ihr widerspenstiges Haar, erzählte sie mir lachend, habe seither zu seiner eigenen Form gefunden, und aus ihrem Familien- und Freundeskreis erhalte sie viele Komplimente für ihr gutes Aussehen und ihre natürlich wirkende Frisur.

Wie die meisten Frauen, die ich kenne, hatte ich die längste Zeit meines Erwachsenenlebens das Gefühl, irgendetwas nicht genug oder aber zu sehr zu sein: entweder war ich nicht hübsch, stark, erfolgreich, schlank und lustig genug, oder ich war zu ehrlich, aufsässig, frech und ungestüm. Um mich im Spannungsfeld dieser Defizite und Überschüsse dennoch irgendwie richtig zu fühlen, quälte ich mich jahrelang mit Versuchen ab, all das, was »falsch« an mir war, zu bändigen und in die erwünschte Form zu bringen: meinen Körper, meine Gefühle und sogar mein Haar, das weder glatt noch lockig ist, sondern irgendetwas dazwischen: launenhaft, rebellisch und völlig unbezähmbar. Jeder Quadratzentimeter meines Körpers, jeder Antrieb meines Inneren war mir suspekt und erschien meinem Verlangen nach Makellosigkeit als potenzieller Feind, den es zu bezwingen galt. Ob es sich darum handelte, eine bestimmte Yogastellung perfekt hinzubekommen oder mein Erscheinungsbild als »Frau«: Mein Ich- und Körpergefühl waren von einer Selbstablehnung korrumpiert, die auf ebenso raffinierte wie perfide Weise von der Mode und Fitnessindustrie geschürt wurde und deren immer gleiche Botschaft heißt: »So wie du bist, bist du nicht genug.« Aber irgendetwas in mir, irgendein heiler, unversehrter, unzerstörbarer Teil meiner selbst, hörte nicht auf, sich der ganzen Quälerei und Jagd nach der perfekten Form zu widersetzen, und blieb, genauso wie meine Haare, einfach unbezwinglich.

Dann lernte ich die *Promise Practice* kennen, deren einfache Grundbotschaft lautet: »Du bist und warst von jeher genug, so wie du bist, und vollkommen geliebt und getragen in dieser Welt.« Ich atmete in diesen Satz hinein, gab ihm in mir Raum. Und zum ersten Mal machte ich eine Übung, bei der ich ganz im meinem Körper war, ohne das Gefühl zu haben, mit ihr ringen und mich an ihr abarbeiten zu müssen. Ich konnte einfach jeden Atemzug genießen, so wie er kam, durch meinen Körper strömte und ihm dabei Energie zuführte. Ich atmete auf und war im Frieden mit mir selbst.

Und so verrückt das klingen mag, auch mit meinem Haar ging eine Verwandlung vor, genauer gesagt: Ich ließ es gewähren und nahm es so, wie es nun einmal war, ohne weitere Versuche zu unternehmen, es unter Kontrolle zu bringen, zu zähmen und ihm Gewalt anzutun. Ich hörte nette Dinge über mein Aussehen und wurde immer wieder gefragt, was ich denn anders machen würde. Und ich antwortete dann nur: »Nichts mache ich anders, ich mache einfach nichts mehr.« Ich konnte mich endlich zurücklehnen und in dem, wer und was ich bin, zur Ruhe kommen. Und das bedeutet nicht etwa, dass ich mein unbotmäßiges Haar seither ignoriere und vernachlässige oder dass es mir einfach egal geworden ist. Der Unterschied besteht darin, dass ich jetzt mit ihm statt ihm entgegenarbeite. Ich spiele mit ihm und erfreue mich an seiner Eigenwilligkeit. Ich mühe mich nicht mehr ab, um aus ihm etwas zu machen, das es nicht ist, und akzeptiere es in seiner ganz gewöhnlichen Alltäglichkeit – genauso wie die meiner Arbeit, meiner Familie, meiner Gefühle und Gedanken –, die doch zugleich vollkommen außergewöhnliche Ausdrucksformen des Göttlichen sind. Ich bin mir nichts mehr zu sehr und doch immer genug. »Ernst, aber nicht humorlos«, wie Mark sagen würde.

Worum es letztlich geht, ist die uns angeborene intime Verbindung mit dem eigenen Körper. Sie ist es, über die sich uns alles andere offenbart. Aber wie mit allem, an das wir im Leben glauben und unser Herz hängen, verhält es sich auch hier: Um es zu verwirklichen, ist es wichtig, einen festen Vorsatz zu fassen. Sie müssen sich wirklich zum Üben entschließen und konsequent dabeibleiben.

Wenn Sie sich aber einmal die Atem- und Bewegungsabläufe ange-
eignet haben, werden sie für Sie zu einem Fundus, aus dem Sie
überall und jederzeit schöpfen können. Solange Sie atmen, können
Sie auch üben. An das Ende Ihrer Übung können Sie die folgende
Besinnung stellen:

Das Fließen der Liebe

*Sie sind eine Blume, die in Ihrem eigenen Garten zur Blüte gelangt.
Ganz so, wie sich die noch geschlossene Knospe zu einer prächtigen Blüte entfaltet, erblüht die Schönheit eines jeden Menschen in das Leben
hinein. Und wie die Blätter einer Lotosblüte sich langsam zu einem
vollendeten Strahlengebilde öffnen, entfalten auch Sie sich in alle Richtungen in makelloser Lebendigkeit. Beginnend mit der Empfängnis,
vervielfältigt sich das Herz, die erste Zelle des Lebens, um aus sich den
ganzen Körper zu formen. Das Herz ist in jeder einzelnen Zelle präsent.
Der ganze Körper ist das Herz, die Lotosblüte in ihrer vollen Entfaltung.*

*Die Verbindung zwischen dem nicht sichtbaren Ursprung – der näh-
renden Kraft – und dem Körper wird spürbar als eine Lotosblume in
voller Blüte. Das Herz geht aus der Vereinigung des Männlichen und
Weiblichen hervor und bleibt sowohl Empfänger als auch Spender der
männlichen und weiblichen Eigenschaften des Lebens. Das Leben ist
nichts anderes als die gegenseitige Hingabe des männlichen und weiblichen Pols, woraus sein nährender Strom entspringt. Der ganze Körper
ist der Tempel, aus dem heraus das Herz erstrahlt. Das Herz ist der Ort,
in dem sich Links und Rechts, Oben und Unten, Vorne und Hinten,
Einatmung und Ausatmung, Innen und Außen, Weiblich und Männlich, Empfänglichkeit und Stärke vereinen. Es ist der Ort, an dem Himmel und Erde einander berühren und das Geistige Gestalt annimmt.
Dieser »Ort« des Herzens liegt in einer Tiefe, die sich nicht willentlich*

auffinden lässt, aber auf natürliche Weise spürbar wird, wenn der ganze Körper entspannt ist und mit seiner eigenen Lebendigkeit und Innerlichkeit im Kontakt ist.

Als Ihre Mutter und Ihr Vater einander hingaben, trat eine erste Zelle des Lebens in Erscheinung. Das Geistige wurde Form, und Sie wuchsen aus dem Ursprung lebendig in eine materielle Form hinein. Innerhalb von Sekunden, Minuten, Stunden, Tagen und Monaten entfaltete sich die Schönheit des Lebens zu einer leuchtend hellen Blüte. Wenn Sie sich an ihren Säumen niederlassen und in sich zur Ruhe kommen, im innigen Kontakt mit sich selbst, Ihrer Alltagswelt und Ihren Beziehungen, dann fließt die Energie des nährenden Ursprungs vom Herzen durch Ihren ganzen Körper in all Ihre natürlichen Lebensbezüge hinein. Dieser nährende Quell durchströmt alle Dinge. Er ist zugleich mental, physisch, spirituell, sexuell und kosmisch. Es ist der energetische Strom des Lebens, der Ursprung, der Lebensfaden des Daseins, der sich durch Sie und alles auf Erden hindurchzieht.

Sie sind von diesen Energieströmen umflossen, und zugleich gibt es von ihnen aus eine direkte Verbindung zum Herzen. Darum zu wissen ist innige Verbundenheit in Vollendung. Sie verbindet Himmel und Erde, verbindet Ihren Körper mit den Sternen und Ihre Zehen mit dem Göttlichen. Wenn Sie sie erfahren wollen, dann geben Sie sich Ihrem ganzen Körper hin, Ihrem Atem, Ihren Beziehungen, Ihren alltäglichen Erfahrungen. Das Herz wird fließen. Es ist Fließen und Erblühen. Traditionell als achtblättrige Lotosblume versinnbildlicht, sendet das Herzzentrum Lebensenergie sowohl nach oben zum Scheitel als auch nach unten zur Leibeswurzel und in die Wirbelsäule. Stellen Sie sich die in Ihrem Herzen erblühende Lotosblume vor, um sich daran zu erinnern, dass Sie das Wunder, die Schönheit und Intelligenz des Lebens selbst sind.

Das Bild der aus dem Herzen erblühenden Blume ist eine archaische Darstellungsform der nährenden Ursprungs-Wirklichkeit – der Essenz allen Lebens, die manche Gott nennen –, die in unserer eigenen Gestalt als das Wunder unseres Lebens in Erscheinung tritt. Jedes einzelne Blütenblatt hat eine besondere Lebensfunktion oder Lebenskraft, die mit seiner Entfaltung auf uns übergeht und in unsere physische Formwerdung eingeht.

Am Ende der *Promise*-Übung kann es für viele Menschen wünschenswert sein, eigene kulturelle, künstlerische oder spirituelle Ausdrucksformen, die Ihnen besonders am Herzen liegen, einzubeziehen, sei es Tanz, Poesie, Gebet, *Puja*[2], Mantras, rituellen Gesang, Teile der christlichen Liturgie oder auch ein anderes liebgewordenes Ritual. Jede dieser Ausdrucksformen wird durch die Übung in ihrer Wirksamkeit verstärkt, sie kann sogar als Mittel dienen, die damit verbundenen spirituellen Ziele zu verwirklichen. In alter Zeit war die Übung als *Sadhana*[3], etwa »Weg der Vollendung«, bekannt – als dasjenige, was sich wirklich *tun* lässt, also das praktische Mittel zur Umsetzung von Inspiration. Unter meinen Freunden sind solche, die dem muslimischen, christlichen, buddhistischen, hinduistischen oder jüdischen Glauben angehören, und ihnen allen hat die *Promise Practice* einen tieferen Zugang zu den Symbolen ihrer Religion eröffnet. Darin offenbart sich die Gemeinsamkeit aller Glaubensrichtungen, während zugleich ihre wunderbare Vielfalt zu vollem Ausdruck kommt. Verbinden Sie sich daher mit Ihrem Gott oder Ihrer Gottheit, Ihrem Guru, Ihrem Avatar, Ihren Ahnen, Ihrem Berg, Ihrem Fluss, Ihrem Ozean, Ihrem Leben. Es gibt keinen Grund zu suchen, da Ihre Vereinigung mit all diesen Erscheinungsformen der Wirklichkeit bereits gegenwärtig ist.

2 Puja (Sanskrit: »Ehrerweisung«) ist die Bezeichnung für verschiedene Formen des rituellen Gottesdienstes im Buddhismus und Hinduismus (Anm. d. Red.).

3 Sādhana (Sanskrit, von sādh: »zum Ziel gelangen«) bezeichnet in Buddhismus und Hinduismus eine Reihe spiritueller Disziplinen zur Erreichung religiöser Ziele (Anm. d. Red.).

Die *Promise Practice* aus wissenschaftlicher Sicht

Vor langer Zeit hatte ich das Glück, zu meinen Schülerinnen Rosalie Chapple zählen zu dürfen, die an der Universität Sydney in Tierphysiologie promoviert hat und später Dozentin für Anatomie und Physiologie war. Heute lehrt sie Ökologische Nachhaltigkeit und Ökosystem-Management am Institut für Umweltforschung der University of New South Wales in Sydney. Außerdem hat sie mehr als zwanzig Jahre lang die *Promise Practice* praktiziert und ist davon überzeugt, wie sie mir selbst sagte, »dass wir uns zu einer nachhaltigen Gesellschaft entwickeln könnten, wenn nur jeder von uns diese Übungen machte.«

Als Rosalie die Prinzipien der *Promise Practice* in ihrem täglichen Übungsprogramm umgesetzt hatte, fragte ich mich, ob sie wohl ihr Fachwissen und ihre Erfahrung als Wissenschaftlerin auf die zugrundeliegenden neurophysiologischen Zusammenhänge der Übung anwenden könne. Das ist eine sehr akademische Ausdrucksweise dafür, dass alles, was ich Ihnen bisher über die Vorzüge der Verbindung langsam und rhythmisch fließender Atemzüge mit langsam und rhythmisch fließenden Körperbewegungen vermittelt habe, auch eine wissenschaftliche Grundlage hat. Tatsächlich reichen die wissenschaftlichen Untersuchungen zu bestimmten Kombinationsformen von Atmung und Körperbewegung mindestens bis zur Mitte des vergangenen Jahrhunderts zurück. Bislang hat es allerdings keine klinischen Studien gegeben, die sich speziell mit der *Promise Practice* befassen. Ich habe Rosalie Chapple daher gebeten, ihre eigenen Erfahrungen mit der Übung im Hinblick auf die Ergebnisse vorhandener Studien in allgemeinverständlichen Worten zu beschreiben. Hier ist das Resultat:

Die positiven Auswirkungen der *Promise Practice* auf Körper und Geist – von Dr. Rosalie Chapple

Die *Promise Practice* lässt sich als ganzheitliches neurophysiologisches Training auffassen. Damit meine ich, dass sie auf allen Ebenen des Organismus wirksam ist und praktisch jeden Vorgang in Körper und Geist positiv beeinflusst. Schon die einfache Atemregulierung macht uns weniger anfällig für Stress, der, wie wir bereits gehört haben, heute als die eigentliche Haupttodesursache anzusehen ist. Wenn wir also die Volkskrankheit Stress in den Griff bekommen, hat das viele positive gesundheitliche Effekte.

Eine wachsende Zahl wissenschaftlicher Studien belegt, dass die psychosomatischen Veränderungen, die von dieser Form der Übung (bestehend aus Atemtechnik, Körperstellungen und Visualisierungen) ausgehen, sich positiv auf eine Vielzahl stressbedingter psychischer und körperlicher Leiden auswirken. Einige davon sind:

- Asthma
- Hoher Blutdruck
- Herzerkrankungen
- Erhöhte Cholesterinwerte
- Reizdarm
- Schlaflosigkeit
- Multiple Sklerose
- Rheuma
- Epilepsie
- Menstruationsbeschwerden

Während des Übens sinkt die Herzfrequenz, was für den Körper ein Signal ist, sich auf allen Ebenen zu entspannen. Aber auch andere, weniger offensichtliche Effekte der Übung sind von positivem Einfluss auf Gesundheit und Wohlbefinden. Insbesondere bei der Behandlung einer Reihe psychischer Störungen wie Depressionen, Angstzuständen und posttraumatischer Belastungsstörung erweist sie sich als wirksam, wie klinische Daten zuverlässig belegen.

Die Atemregulierung ist der wichtigste Teil der Übung. Die Atmung wird sowohl über willkürliche als auch über unwillkürliche Vorgänge gesteuert, denen komplexe neuroendokrine Feedbackprozesse zugrundeliegen. Das vegetative Nervensystem, dem eine wichtige Rolle in der Stressreaktion des Körpers zukommt, besteht aus dem sympathischen und dem parasympathischen Nervensystem. Das sympathische Nervensystem beschleunigt den Herzschlag, hemmt die Verdauungsvorgänge und löst die Ausschüttung des Hormons Adrenalin aus. Außerdem bewirkt es die Kampf-/Flucht-Reaktion – die biologische Reaktion von Mensch und Tier auf akuten Stress, die den Körper in sofortige Aktionsbereitschaft versetzt. Dagegen wirkt das parasympathische Nervensystem ausgleichend, indem es die Entspannungsreaktion einsetzen lässt, die den Herzschlag verlangsamt und die Verdauungsprozesse anregt.

Die moderne Lebensweise geht häufig mit chronischem Stress einher. Wenn wir beispielsweise unter Hochdruck arbeiten, um eine unmögliche Frist einzuhalten, ist das ungefähr so, als würden wir mit ständig durchgetretenem Gaspedal Auto fahren. Der ständig erhöhte Adrenalinspiegel führt zu einer Vielzahl von Gesundheitsproblemen wie zum Beispiel Herzerkrankungen. Eine verbreitete Behandlungsmethode besteht hier in der Gabe von Betablockern, die die Kampf-/Flucht-Reaktion hemmen. Hier steht uns mit der *Promise Practice* eine wirksame Alternative zur Verfügung. Mit ihrem positiven Einfluss auf das neuroendokrine System und die Entspannungsreaktion stellt sie ein einfaches und jederzeit verfügbares Mittel dar, um Gesundheitsproblemen vorzubeugen. Die bewusste Regulierung des Atems ermöglicht, Funktionen des vegetativen Nervensystems zu harmonisieren. Langsame Atemzüge mit verlängerter Ausatmung vermindern Angstgefühle. Die reduzierte Aktivität des Vegetativums und der erhöhte Tonus des gesamten parasympathischen Nervensystems gehören wesentlich zu den obengenannten therapeutischen Wirkungen.

Regelmäßiges Üben der Atem- und Körperbewegungen schafft ein höheres Maß an Verbundenheit. Dafür gibt es eine physiologische

Grundlage. Eine tiefere Atmung belebt Körper und Geist auf zellulärer Ebene, und davon die Folge ist eine empathische Verbindung mit anderen Menschen. Darüber hinaus haben Untersuchungen zur Gesunderhaltung des Herz-Kreislauf-Systems einen Zusammenhang zwischen einer verbesserten Durchblutung einerseits und einer Zunahme der Libido und männlichen Potenz andererseits ergeben. Die innige Verbindung mit Körper und Atmung schafft also auch über eine generell gesteigerte Sexualfunktion einen erweiterten Intimraum mit anderen.

15. Meditation auf Irrwegen

Es gibt nichts zu erreichen! Die Zielsetzung ist vielmehr selbst das Problem. Sie ist wie die Suche nach der Brille, die uns auf der Nase sitzt.

Wer schon Erfahrung mit dem Meditieren hat, wird die in diesem Buch vorgestellten Übungen vielleicht ungewöhnlich finden. Herkömmliche Meditationsformen schaffen häufig eine Kluft zwischen dem normalen Alltag und der Meditation. Wir sind uns dieser Problematik nicht unbedingt bewusst, aber sie kann uns durchaus in Konflikte und ernste Schwierigkeiten bringen – und damit eben das herbeiführen, was wir mit dem Meditieren zu überwinden hofften. Die Art meditativer Stimmung, wie sie sich aus dem »Sieben-Minuten-Wunder« ergibt, ist dagegen unmittelbar bereichernd. Sie entsteht nicht aus der »Beobachtung« der Welt als eines Objektes, sondern aus der Verschmelzung mit unserem Erleben und der tiefen Hingabe an unsere Welt.

Meditation als natürlicher Zustand entsteht aus der innigen Verbindung mit allem, was uns umgibt. Sie bedeutet Klarheit eines Geistes, der verbunden ist mit dem, was ist. Sie ist nicht der Versuch, irgendetwas zu bekommen oder irgendwo hinzukommen, so als ob wir nicht schon »irgendwo« wären. Es sollte eigentlich nicht schwierig sein, da wir mit unserem Leben schon innig verbunden *sind*. Es geht also nicht um die innere Distanzierung vom Leben, das Verweilen im Bewusstsein, wie es die übliche, vom Buddhismus herstammende missverständliche Auffassung von Meditation ist, die heute bis hin zum Gesundheitsmodell der »Stressreduzierung« Popularität erlangt hat.

Gautama Buddha war bewandert in der *Promise*-Meditation, und Jesus nicht minder! Sie waren in einem natürlichen Zustand von »mind fullness«[4], des Aufgehens in *allen* Erlebnissen, nicht im losgelösten Zustand von »mindfulness« als einer abseits oder außerhalb stehenden Zeugenschaft – eine Doktrin, die erst Hunderte von Jahren später innerhalb einer rein männlich geprägten buddhistischen Lehre konzipiert wurde. Dass Jesus sich mit der *Promise*-Meditation auskannte, beweist seine Aufforderung »Liebe deinen Nächsten wie dich selbst«. Tatsächlich kam die Idee des Zölibats und der klösterlichen Weltentsagung in beiden Traditionen erst Jahrhunderte nach dem Tod dieser zwei großen Religionsstifter auf. Beider Leben und Lehre aber geben eindeutig zu verstehen, dass es nicht darum geht, die eigenen Erfahrungen aus beobachtender Distanz zu bezeugen, sondern sich *ihnen allen hinzugeben!*

Diese Hinwendung zum Leben, wie sie von Buddha und Jesus praktiziert wurde, lässt uns unsere wahre Natur spüren, die Wirklichkeit selbst oder den Wahren Gott. Mit der Zeit jedoch wurde diese Lehre in ihrer spirituellen Reinheit zu abstrakten Idealen verkehrt und in einen gänzlich anderen Bedeutungszusammenhang gestellt. Die ursprüngliche Meditationserfahrung ging verloren, und die Menschheit wurde um den Zustand inniger Verbundenheit gebracht. In archaischer Zeit entstanden meditative Praktiken aus der innigen Verbindung mit dem Leben. Die Atem- und Körperbewegung sowie jede Form von Bezogenheit gehörte zum lebendigen Wesen der Meditation. Diese Verbindung galt als das eigentliche Mittel, geistige Klarheit zu erlangen und des Ursprungs oder des Wesens aller Erfahrung innezuwerden. Wenn dem Meditierenden aufgeht, dass es nichts als das Herz oder Gott gibt, wird Meditation niemals eine Loslösung von der realen Erfahrungswelt bewirken. Erst über diese – über den Leib verwirklichte und aus dem

---

4 »Mind fullness«: Wortspiel aus mindfulness (Achtsamkeit), zu übersetzen etwa mit »Erfülltheit/Fülle des Geistes« (Anm. d. Red.).

Inneren heraus erlebte – Erfahrungswelt wurde man überhaupt erst der Ursprungs-Wirklichkeit gewahr!

Wie schon mehrfach betont, besagt die Suche nach Gott im Grunde, dass Gott nicht schon als Teil unserer selbst existiert, woraus wiederum folgt, dass wir mit der Wahl der Meditation als eines Mittels zu dieser aussichtslosen Suche nur scheitern können. Deshalb meine ich, dass die universelle Methodik und Meditationsform aller Weisheitslehren im Genuss besteht, den zwei Menschen in der körperlichen Verwirklichung ihrer Liebesverbindung erfahren.

Und wenn Meditation selbst ein ferner Zustand ist, den wir zu erreichen versuchen, wird auch das zu Enttäuschung führen. Wenn wir zu meditieren *versuchen,* werden wir uns nur in unseren Meditationsversuchen üben, *nicht* jedoch in der Meditation selbst. Es ist wie mit dem Schlaf: Je mehr wir uns um ihn bemühen, desto wacher und ruheloser werden wir. Mehr Aussicht auf Schlaf haben wir dann, wenn wir zuvor die entsprechenden Bedingungen geschaffen haben. Wenn unsere Grundbedürfnisse erfüllt sind, wenn wir müde sind, warm und bequem bei gelöschtem Licht im Bett liegen, kommt der Schlaf ganz von selbst. Genauso verhält es sich mit der Meditation. Sorgen wir für die richtigen Voraussetzungen, wird sich die meditative Verfassung auf natürliche und mühelose Weise einstellen. Das »Sieben-Minuten-Wunder« kann Ihnen hierbei gute Dienste leisten. Besonders wenn Sie täglich üben, geht die innige Verbundenheit mit Atmung und Bewegung unbemüht in Meditation über.

Promise Practice, Meditation und das Leben stehen in nahtloser Verbindung miteinander. Zusammen bilden sie ein Geschehen, in dem sich der Geist klärt und sich auf allen Ebenen innige Verbundenheit einstellt, einschließlich derjenigen mit dem Ursprung aller Dinge. Wenn Sie bereits meditationserfahren sind, werden Sie vielleicht feststellen, dass Ihnen mit der *Promise Practice* eine Übungsform zur Verfügung steht, durch die Sie bereits Gelerntes vertiefen und zugleich Ihre Meditationserfahrungen in die normale Alltagswelt integrieren können. Sie ist ein machtvolles Instrument der Transformation.

Puay: Wer atmen kann, kann auch üben

Puay, ein buddhistischer Lehrer aus Singapur, erlernte die *Promise Practice,* nachdem er sich viele Jahre intensiv der Meditation gewidmet hatte. Im Anschluss daran nahm er an einem klassischen Meditations-Retreat in einem buddhistischen Kloster teil. Hier sein Bericht:

Das Retreat bot mir die nötige Ruhe, um mich mit dem Konflikt zu beschäftigen, der für mein Gefühl zwischen der Botschaft der *Promise Practice* und den Lehren Buddhas bestand. Ich beschäftige mich erst seit relativ kurzer Zeit mit den Lehren Buddhas. Von grundlegender Bedeutung ist für mich aber die Unterscheidung zwischen dem, was Buddha lehrte, und dem Buddhismus als Religion, worunter Menschen eine neuere Auslegung angenommener Tatsachen verstehen, die dann zum Glaubensinhalt wird. In meinen Augen sind Glaubenssysteme dogmatisch und separatistisch. Eine Reihe von Annahmen wird zu einem orthodoxen Kanon zusammengefasst, der diejenigen, die an ihn glauben, dann zu Buddhisten, Christen, Moslems, Hindus oder Juden macht.

Aber die Lehren Buddhas gehen alle Menschen an, uns alle, die wir atmend mit unserem Atem verbunden sind – so wie es die *Promise Practice* lehrt. Es geht nicht darum, ein für allemal an bestimmte Dinge zu glauben, sondern um die lebendige Situation als Erfahrungsfeld, um die Offenheit, Neugier und Experimentierfreude ihr gegenüber. Mir wurde klar, dass die *Promise Practice* tatsächlich dasselbe wie Buddha lehrt. Zum Beispiel sagte Buddha, dass Wollen Festhalten, Verhaftung sei. Dieses Anhaften schafft Leiden, weil es eine Diskrepanz zwischen dem Jetzt und dem »Wenn doch nur« entstehen lässt. Buddha lehrte auch, dass Meditation nicht mit einer bestimmten Körperhaltung gleichzusetzen sei (wie es die übliche Auffassung in vielen »Meditations«-Zentren ist, in denen die »Meditierenden« die Lotusposition einnehmen, um in ihr die Sitzmeditation »auszuführen«); vielmehr ist es eine mentale Haltung – das Gewahrsein des Hier und Jetzt.

Während einer der Unterweisungsstunden bat mich der leitende Mönch, an jedem Morgen eine Einführung in die *Promise Practice* zu geben. Es waren etwa fünfzig Retreat-Teilnehmer zugegen, in der Mehrzahl überzeugte Buddhisten, die die Sitzmeditation praktizierten und sich davon wohl noch andere Ergebnisse erhofften außer den Schmerzen in Kopf, Rücken und Knien. Einige von ihnen erkundigten sich danach, ob die Übung während des Retreats für sie in Frage komme, und ich beruhigte sie, dass jeder, der atmen kann, auch die *Promise Practice* ausführen könne. Außerdem bat ich sie, möglichst vorurteilsfrei an die Übung heranzugehen. Am nächsten Morgen vor Sonnenaufgang versammelten wir uns erneut, und ich hatte dabei einen etwas übermütigen Plan. »Die Meditation fällt heute Morgen aus«, sagte ich, »stattdessen werden wir intim.« Betretenes Schweigen. Ich sah zum leitenden Mönch hinüber, dessen wohlwollendes Lächeln ich als Aufforderung verstand: »Dann zeig mal, was du kannst.« Ich fuhr also fort: »Dann wollen wir jetzt mal intim werden, und zwar mit unserer Atmung als unserer Geliebten.« Aus dem Hintergrund kam Gelächter, anderen Teilnehmern war die Sache noch immer nicht ganz geheuer. Im Laufe der Tage ließen wir dann unsere »Geliebte« unseren Körper erkunden, nachdem wir tief eingeatmet hatten, wie wir es vielleicht auch vor einem innigen Kuss tun würden. Dann übten wir uns darin, unsere Geliebte in ihrer Eigenart vollkommen zu akzeptieren, ohne sie im Geringsten anders haben zu wollen. Unsere Meditationsstunden gestalteten sich lebendiger und fröhlicher. Die Zustimmung der Klosterleitung zu meinem unkonventionellen Exkurs zu haben war für mich aber wohl das Entscheidende. Schließlich war die *Promise Practice* ja im Einklang mit dem, was Buddha lehrte.

Bevor sich ein meditativer Zustand einstellt, müssen wir uns aller Vorstellungen entledigen, die ihn als etwas sehen, das sich willentlich herbeiführen lässt und bestimmte Körperpositionen, heroische

Akte der Geistesdisziplin oder wochenlange Schweige-Retreats erfordert. Wir können nicht »aktiv meditieren«. Wohl aber können wir einen fruchtbaren Boden bereiten, in dem wir die Samen der Meditation keimen und wachsen lassen – und dazu brauchen wir nur sieben Minuten am Tag unseren Körper im Einklang mit dem Atem zu bewegen.

Das Ende des Suchens

Es ist wichtig, sich im Klaren darüber zu sein, dass Sie sich auf diesen Prozess nicht einlassen, um sich damit auf künftige Einsichten oder höhere Wirklichkeiten vorzubereiten, sondern um an Ihrer eigenen, schon gegebenen Wesenswirklichkeit teilzuhaben. Daraus mag sich ein meditativer Zustand ergeben oder auch nicht. Am Ende Ihrer Übungen drängt es Sie vielleicht, in der inneren Stille, die sich einstellt, zu verweilen; aber das ist nichts, was Sie sich auferlegen oder abverlangen sollten.

Üben Sie regelmäßig, auch wenn Sie nicht jedes Mal ein greifbares Resultat erzielen. Sie schaffen sich damit ein tägliches Ritual inniger Verbundenheit, über das Sie auf spontane und unvorhersehbare Weise den unmittelbaren Kontakt mit dem Leben spüren. Achten Sie genau auf jeden wie immer gearteten Impuls, etwas anderes sein zu wollen, als Sie bereits *sind*. Dazu können Sie auch die Worte »Nichts suchen« wie ein Mantra einsetzen, um den Geist sanft anzuleiten. Überprüfen Sie jedes übernommene mentale Konzept, mit dem sich die Vorstellung zielstrebigen Suchens verbindet, und lassen Sie zu, dass es sich im Gefühl der Verbundenheit mit allem Seienden auflöst.

Erwarten Sie sich von Ihrer Übung keine bewusstseinserweiternden Erfahrungen, und streben Sie keine Empfindungen oder Zustände an, über die Sie gelesen oder von denen Sie gehört haben.

Versuchen Sie auch nicht, ein besonderes Erlebnis aus einer früheren Übungsstunde, in der alles perfekt schien, zu wiederholen. Viele Menschen machen während eines Meditationsseminars oder eines Retreats beglückende Erfahrungen. Das kann mit einer landschaftlich reizvollen Umgebung zusammenhängen oder dem Gemeinschaftsgefühl, das sich durch das gemeinsame Üben mit Gleichgesinnten ergibt. Kehren sie dann in ihre gewohnte Umgebung zurück, an ihren eigenen Wohnort mit seinem Arbeits-, Familien- oder Beziehungsalltag, wundern sie sich, dass ihnen das Meditieren nicht mehr in gleicher Weise wie während des Retreats gelingt. Um nochmals die Metapher vom Schlaf zu bemühen: Es ist wie mit der Erinnerung an den erholsamen Schlaf am Ende eines Tages, den wir mit Gartenarbeit, einer Gebirgswanderung oder produktiver Arbeit zugebracht haben, als wir im »Flow« waren. Der Schlaf kam ungerufen, kaum dass wir im Bett lagen. An anderen Tagen fehlt es uns an körperlicher Bewegung, stehen wir vielleicht beruflich unter Druck und haben überdies noch privaten Kummer oder finanzielle Sorgen. Um den Stress des Tages abzubauen, essen wir abends im Übermaß oder sehen stundenlang fern – und wundern uns dann, dass wir keinen Schlaf finden und uns die ganze Nacht hin und her wälzen.

Üben Sie täglich in Ihrem eigenen Maß und ohne übertriebenen Eifer – gleichgültig, wie gut oder schlecht Sie sich gerade fühlen. Auf diese Weise werden Sie ganz von selbst positive Veränderungen in Ihrem Leben vornehmen. Nehmen Sie sich immer die Zeit, Ihre Übungen zu machen, auch inmitten finanzieller Sorgen und familiärer Belastungen. Sie finden darin ein Gut, das kein Geld aufzuwiegen vermag, und werden sich vollkommen geliebt und getragen fühlen, auch wenn Ihre äußeren Umstände dagegen zu sprechen scheinen. Machen Sie sich keine Gedanken darüber, dass Sie sich nicht stundenlang um einen meditativen Zustand bemühen. Es würde sowieso zu nichts führen. Es gibt keinen Grund, nach irgendetwas zu suchen. Der Ursprung – oder Gott – befindet sich nicht an einem anderen Ort. Die *Promise Practice* führt Sie nicht nur zur Meditation, sie *ist* Meditation. Fahren Sie einfach mit Ihrer Übung fort: Atmen Sie, bewegen Sie sich, seien Sie mit sich und allem anderen im Kontakt – in dieser Reihenfolge. Lassen Sie die ganze Fülle Ihres Erlebens zu. Sie werden Ihr kostbares Leben spüren und es im Hier und Jetzt genießen. Suchen Sie nicht mehr. Fangen Sie an, Ihr »wunder-volles« Leben zu leben!

16. Eine sanfte Botschaft in einer unsanften Zeit

Zufriedenheit, Wohlbefinden und Weisheit stehen in der Macht der vereinten Gegensätze: Links und Rechts, Oben und Unten, Außen und Innen, Einatmung und Ausatmung, Stärke und Empfänglichkeit, Mann und Frau. Sie sind das Medium, durch das der Ursprung in Erscheinung tritt und der Geist zu Form wird in der nährenden Kraft des Lebens.

Zur Zeit der New Yorker Attentate vom 11. September 2001 lebte ich in der South End Avenue, zwei Blocks vom World Trade Center entfernt. An jenem Morgen hatte meine Frau zwei Minuten vor dem Einschlag des ersten Flugzeugs die U-Bahn am World Trade Center genommen. Als sie kurze Zeit darauf wieder auf die Straße trat, sah sie die beiden Türme schon in Rauch und Flammen stehen. Der ekelerregende Gestank von verbranntem Plastik, Beton und Menschenfleisch hing noch monatelang in der Luft. Unser Wohnhaus war verwüstet, das Apartment unbewohnbar, mit Rissen in den Wänden, die von einer dicken Schicht giftiger Asche überzogen waren. Nicht nur unser Leben war auf den Kopf gestellt, sondern das des gesamten Planeten – durch die Arroganz von Leuten, die glauben, dass eine höhere, vom irdischen Leben abgetrennte Wirklichkeit existiert.

Seit den Anfängen geschichtlicher Aufzeichnung gibt es unter Menschen gewaltsame Übergriffe. Seit wir imstande sind, Bedeutungsinhalte zu verstehen, also vom rein Physischen zu abstrahieren, haben wir uns immer weiter von unserem natürlichen Sein entfernt. Es gibt Theorien, die besagen, dass sich mit der Entwicklung eines aus abstrakten Symbolen bestehenden Alphabets das menschliche Gehirn neu strukturiert habe – mit der Verlagerung unseres primären Welterlebens von der intuitiv und räumlich orientierten rechten Gehirnhälfte zur mehr logisch und begrifflich orientierten linken Gehirnhälfte. Eine Entwicklung, die uns noch mehr unserem natürlichen Sein entfremdet und zu dem abnormen Verhalten der Menschheit geführt hat, wie wir es seither erleben. So sind wir zum Beispiel die einzige Spezies, die systematisch Artgenossen tötet.

Es ist an der Zeit, zu unserem wahren Wesen zurückzufinden, uns selbst und die Natur, den alles bergenden großen Ursprung, zu bewahren, anstatt der Einbildung des Abgetrenntseins Vorschub zu leisten und so die Angst zu schüren. Erst wenn wir zur innigen Verbundenheit mit unserer Wesenswirklichkeit zurückfinden, werden wir uns unserer großartigen Fähigkeiten zur Bedeutungsfindung und Abstraktion, der Wissenschaft und Technik in der richtigen Weise bedienen.

Viele von uns fühlen sich heute ohnmächtig angesichts der endlosen Schreckensmeldungen, die jeden Tag in den Nachrichten verkündet werden. Wenn wir uns wieder zu unserem natürlichen Sein hin entwickeln, macht uns das auch empfänglicher für fremdes Leid. Ich behaupte, dass das so sein muss. Es ist nur natürlich, angesichts des Leidens Zorn und Schmerz zu erleben, weil es Gefühle sind, die uns zum Handeln antreiben. Starke Menschen, Führungspersönlichkeiten und Nationen haben eine besondere Verpflichtung, Änderungen herbeizuführen. Aber auch hier gilt wie überall, dass die Stärke empfänglich werden muss. Wir bedürfen der »In-Spiration«: In der Einatmung muss die Stärke nachgiebig werden, um der Luft Eintritt zu gewähren und sich von der Gnade erfüllen zu lassen. So wie in den Zyklen von Ein- und Ausatmung die Stärke empfänglich ist, hat die männliche Kraft eine besondere Verantwortung, ihr weibliches Gegenstück zu empfangen, anstatt es besitzen oder beherrschen zu wollen. Die höchste Form der

Politik ist eine Demokratie der Gleichberechtigung und des Zusammenwirkens von Männlichem und Weiblichem. Wenn wir mit der Natur zusammenarbeiten, werden die Kraft und der Friede des natürlichen Seins durch uns hindurch wirksam werden.

Dies ist insbesondere die Aufgabe des Mannes, weil Stärke das Leben empfangen muss, um nicht unterzugehen oder sich selbst zu vernichten. Längst findet im öffentlichen und privaten Leben die Auseinandersetzung mit der seit vielen Generationen andauernden Herrschaft über das Weibliche und der Knechtung des natürlichen Seins statt. Wenn das männliche Geschlecht schließlich Heilung und seine völlige Verwandlung ins Positive erfährt, wird die Erde Frieden finden.

Von diesen Themen bewegt, stellte ich mich inmitten des grauenhaften Dramas von Manhattan als Lehrer für die *Promise Practice* zur Verfügung. In der Folge bin ich durch meine Lehrtätigkeit mit verzweifelten Menschen in aller Welt in Berührung gekommen, so im Mittleren Osten mit seinen endlosen Kriegen, während der Unruhen des Arabischen Frühlings und ebenso bei den Erdbeben von Neuseeland und Japan im Jahre 2011. In allen diesen Fällen habe ich erlebt, wie das Leben selbst inmitten größter Bedrängnis Trost spendet und Unterstützung bietet – über den Atem und das Geschenk anteilnehmender Freundschaft. Von der Übung geht eine enorme Kraft aus: des Trostes, der Entlastung, der Heilung. Erst wenn uns alle Felle davongeschwommen sind und wir jede Hoffnung verloren haben, zeigt sich uns die menschliche Natur in ihrer ganzen Kraft. Als Neuseeland und Japan innerhalb weniger Wochen von Erdbeben heimgesucht wurden, haben beide Länder sich gegenseitig umfangreiche Soforthilfe zukommen lassen. Es ist uns Menschen ein natürliches Bedürfnis, einander zu beschützen und füreinander da zu sein, uns gemeinsam von der nährenden Fülle der Wirklichkeit durchströmen zu lassen.

Die Hürde der Depression

Wenn wir uns selbst aus unerwünschten Situationen und Lebensumständen befreien wollen, brauchen wir dazu ein konkretes Handlungskonzept. Veränderungen stellen sich nicht schlagartig ein, sondern auf dem Weg langsamen, kontinuierlichen Voranschreitens. Eine tägliche Übung erweist sich dabei als wichtige und wirksame Unterstützung. Und wenn sie außerdem einfach ist und nur wenig Zeit in Anspruch nimmt, erhöht sich damit die Wahrscheinlichkeit, dass wir auch dabeibleiben. Erst durch das regelmäßige Üben, die täglich wiederholte Routine stellen sich langfristige Erfolge und Heilung ein.

Lucy: Nichts fühlen wollen

Lucy hat dreißig Jahre lang als Krankenschwester gearbeitet und die Patienten während dieser Zeit vor allem in häuslicher Pflege betreut. Wie aber so viele Menschen, die beruflich vor allem andere versorgen, hat sie dabei nicht immer gut für sich selbst gesorgt. Obwohl sie die meiste Zeit ihres Berufslebens ganztags gearbeitet hat, war sie dabei doch frei in ihrer Zeiteinteilung, solange sie die Patienten, für die sie verantwortlich war, in ihrem Terminkalender unterbrachte. Dann übernahm sie eine Stelle als Pflegedienstleiterin, weil damit ein höheres Gehalt und eine bessere Krankenversicherung für ihre Familie verbunden waren. Nun musste sie aber den ganzen Tag, von halb neun Uhr morgens bis fünf Uhr nachmittags, im Büro sitzen und hatte nur noch einen Urlaubsanspruch von zwei Wochen im Jahr. Die unflexiblen Arbeitszeiten und der Mangel an persönlicher Freiheit ließen sie schließlich depressiv werden. Sie wurde phlegmatisch und nahm zu, was ihre Depressionen noch verstärkte. Hier ihr Bericht:

Ich muss zugeben, dass ich ein depressiver Bewegungsmuffel bin, der sportliche Betätigung von jeher gemieden hat, abgesehen von Walking und Fahrradfahren. Mit zunehmendem Alter wurde ich eher noch inaktiver, und als ich dann die Bürostelle übernahm, legte ich beträchtlich an Gewicht zu. Mein Mann ist das genaue Gegenteil von mir, er macht jeden Tag lange Spaziergänge, geht im Winter zum Skilanglauf und absolviert sein häusliches Fitnessprogramm. Er hat versucht, mir seine Freude an körperlicher Bewegung zu vermitteln und mir damit zu helfen, in Form zu bleiben. Zuerst hat er mich zum Skilanglauf mitgenommen, aber ich war so unsicher auf den Brettern, dass ich erst mal einen Cognac brauchte, um meine Angst, mir bei einem Sturz ein Bein zu brechen, zu überwinden, auch wenn ich sowieso nur im Schneckentempo vorankam. Die wenigen Male, bei denen wir zusammen spazieren gingen, musste ich schon nach fünf oder zehn Minuten umkehren, weil ich außer Atem war.

Als er mich dann zu seinem »Sieben-Minuten-Wunder« einlud, dachte ich nur, was das wohl wieder für eine Strapaze sein würde. Damit ich nicht gleich wieder das Interesse verlöre – wie bei den meisten Aktivitäten, die mit körperlicher Anstrengung einhergehen –, kam er mir mit dem Angebot entgegen, die Übungen auf den Morgen zu verlegen, weil ich dann noch am meisten Energie habe. Ich holte meine aquamarinfarbene Gymnastikmatte hervor, was ich jahrelang vermieden hatte, weil sie in mir immer entmutigende Assoziationen von Yoga- und Tae-bo-DVDs weckte. Schon am ersten Tag jedoch, an dem wir zusammen die Übungen machten, fühlte ich mich dabei wohl und ganz entspannt. Durch das Fenster sah ich die kahlen Bäume vor dem blauen Winterhimmel stehen. Und bevor ich mich versah, waren wir auch schon ans Ende der Übungen gelangt, ohne dass in mir Gefühle von Quälerei oder Langeweile aufgekommen wären. Und gerade das ist für mich das Besondere an diesen Übungen: dass sie in mir keine Widerstände auslösen.

Mein Mann erinnerte mich immer wieder daran, auf meinen Atem zu achten, aber den vergaß ich dabei eigentlich völlig; was für mich sehr ungewöhnlich ist, da ich Asthma habe und bei körperlicher Anstrengung normalerweise schlecht atmen kann. Aber die Kombination von Atmung und Bewegung, eingebettet in den langsamen und rhythmischen Ablauf, hatte für mich etwas Müheloses. Auch dass die Übung *The Promise* heißt, gefiel mir, und dass ich versprechen musste, mindestens vierzig Tage lang dabeizubleiben. Es gab Tage, an denen ich mich schwertat – nicht etwa wegen der körperlichen Anstrengung, sondern weil ich deprimiert war und nichts fühlen wollte. Aber mir fiel mein Versprechen ein, und ich zwang mich zum Durchhalten. Eines Morgens, als ich mich ängstlich und beklommen fühlte, hätte ich mitten in der Übung schreien können und wollte aufhören. Dann wurde mir klar, dass mein Widerstand aus meiner Gefühlsabwehr stammte, aus dem Impuls, das Leben in mir zum Schweigen zu bringen. Aber die Übung bringt in die Mitte zurück, und als ich mich weiter auf sie einließ, fühlte ich mich wieder geerdet. Vielleicht waren meine Probleme nicht geringer geworden, aber ich hatte jetzt wieder ein Auge für die Bäume vor dem Fenster. Und mir wurde bewusst, welche Rolle mein Atem bei der Aufrechterhaltung meines emotionalen Zustandes spielt.

Da ich im Gesundheitswesen tätig bin, ist mir natürlich nicht entgangen, dass diese Übungen vielen Menschen mit Depressionen und Gewichtsproblemen helfen könnten. Sie sind leicht zu erlernen und stellen keine Belastung für die Gelenke dar, so dass auch Übergewichtige und Asthmakranke sie täglich ausführen können.

Die Hürde der Sucht

Wir leben in einer Suchtgesellschaft, die uns falsche Bedürfnisse suggeriert und Ideale der Spiritualität oder der Selbstverwirklichung diktiert, durch die wir verlernen, unsere wahren Bedürfnisse zu erkennen und zu befriedigen. Der Versuch, etwas anderes zu sein, als wir sind, ist der Beginn allen seelischen Leidens. Und er ist eine Sucht wie jede andere. Vom Super-Popstar bis hin zum Obdachlosen versuchen wir alle, irgendwohin zu kommen, so als ob wir nicht schon das makellose Wunder des Lebens wären. Den Ausweg aus der Misere suchen wir in der Regel innerhalb desselben

Musters: die nächste Erhöhung der Tablettendosis, der nächste Exzess – womit das Elend weiter seinen Lauf nimmt.

Simone King: Das Ende der Sucht

Simone King, verwitwete Mutter dreier Söhne, äußert sich zu den Themen Sucht und ihrer Überwindung folgendermaßen:

Mit der *Promise Practice* begann ich im Alter von vierundzwanzig Jahren und gab ein Jahr später das Trinken auf. Danach folgte eine lange Zeit der Abstinenz, in der ich am Leben teilnahm, Familie hatte und Liebe erfuhr. Als mein Mann plötzlich starb, zerbrach all das. Er war mein bester Freund, mein Liebhaber, der Vater meiner Kinder und mein größter Verehrer. Mein Rückfall in die Sucht schien unvermeidlich. Aber der Ort, an den sie mich diesmal führte, war noch dunkler, als ich mir je hätte vorstellen können. Aber dann hatte ich das Glück, Mark zu begegnen, der die ganze Misere eines Trinkerinnen-Daseins zu sehen bekam. Er zeigte mir die Übung, die er als empfängliche Stärke bezeichnet. Als alleinerziehende Mutter drei kleiner Söhne hatte ich mich daran gewöhnt zu glauben, dass ich besonders stark sein müsse; und als Unternehmerin hatte ich eine Belegschaft zu führen und ein sehr stressiges Leben zu »managen«. Während meine starke Seite sehr ausgeprägt war, war meine empfängliche Seite verkümmert. Ich war so damit beschäftigt, stark zu sein und zu überleben, dass ich vergaß, wie es ist, mit mir selbst im Kontakt zu sein, mit meinen Söhnen, meinen Mitarbeitern, meinen Freunden, mit dem Leben.

Erst die *Promise Practice* gab mir all das zurück. Und sie gab mir, was ich in der Flasche vergeblich zu finden hoffte. Was sich für mich als vollkommen wahr erwiesen hat, kann es auch für andere. Über dieses einfache Übungsprogramm können wir zu einem Leben finden, in dem innige Verbundenheit zu einer alltäglichen Erfahrung wird, die den verzweifelten Versuch überflüssig macht, unser Heil in der Sucht zu finden. Eine Chance, die zu wertvoll ist, um sie sich entgehen zu lassen.

17. Die geistigen Wurzeln der *Promise Practice*

Mit dem Aufnehmen der Promise Practice *geben Sie mir und sich selbst das Versprechen zu üben. Es ist ein gegenseitiges Versprechen: Sie versprechen, täglich Ihr »Sieben-Minuten-Wunder« zu üben, und ich verspreche Ihnen »wunder-volle« Resultate.*

Wenn wir uns mit einem für uns bis dahin unbekannten Thema befassen, brauchen wir Zeit, um uns die Inhalte anzueignen. Manche der Ideen in diesem Buch mögen neu für Sie sein, und da ist es nur natürlich, wenn Sie sie erst einmal in sich sinken lassen möchten. Die von Gesellschaft und Kirche tradierten Mythen sind so tief in uns verwurzelt, dass sich damit für manchen Leser vielleicht ganz neue Perspektive eröffnen. Lassen Sie das Gelesene also in Ruhe auf sich wirken.

Hinter den hier mitgeteilten Einsichten steht kein Geschäftsgedanke, sondern das Wissen meiner Lehrer und der uralten Gelehrtentradition, der sie entstammen. Als ich mir selbst dieses Wissen aneignete, vermischte es sich zunächst mit meinem eigenen kulturellen und geistigen Hintergrund. In einem zweiten Schritt nahm ich dann seine Anpassung an die Bedürfnisse Tausender von Menschen vor, die alle, indem ich sie unterrichtete, zu meinen Lehrern wurden und somit die Entstehung dieses Buches erst möglich gemacht haben. Die Praxis ist sehr leicht zu erlernen. Das ihr zugrundeliegende Wissen jedoch wurzelt in den Tiefen uralter Weisheit. Einige seiner Grundzüge möchte ich nun in diesem Kapitel thesenartig herausarbeiten.

Die Prinzipien der *Promise Practice*

— Die *Promise Practice* ist die Unmittelbarkeit inniger Verbundenheit mit der je gegebenen Wirklichkeit, die nichts anderes ist als ein nährendes, erneuerndes Kontinuum.

— *Sie sind* die höchste Intelligenz des Lebens. Wenn es so etwas wie den unsichtbaren Ursprung gibt, dann tritt er als das Wunder, das Sie sind, in Erscheinung.

— Die alles nährende Wirklichkeit des Ursprungs ist in Ihnen präsent als die unvergleichliche Einzigartigkeit, die Sie sind. In der innigen Verbundenheit mit allen normalen Gegebenheiten sind Sie geborgen und erfahren die natürliche Form des Seins, die Wirklichkeit selbst.

— Die *Promise Practice* ist Teilhabe an der Vereinigung aller Gegensätze. In ihr offenbart sich der Ursprung aller Gegensätze, den die spirituelle Überlieferung als das Herz kennt, als den nährenden Ursprung oder als Gott, die Wirklichkeit selbst. Aus der »Zweiheit« wird Eines, während beider Zweiheit, Verschiedenheit und völlige Einzigartigkeit erhalten bleiben. Die *Promise Practice* stellt die unmittelbare Vereinigung mit dem in alter Zeit verheißenen Herzen her, während Sie zugleich vollständig autonomes Individuum bleiben. Sie erfüllt ihr eigenes Versprechen.

— Die *Promise Practice* erlaubt Ihnen, abstrakte Ideale in jenem Einssein mit dem Leben zu erfahren, das unser aller Wesen und Geburtsrecht ist. Die Übung ist erforderlich, um die fiktive Trennung zwischen wissendem Lehrer und Suchendem in gegenseitiger Liebe und der einen, allumfassenden Wirklichkeit aufzuheben.

– Dogmen und wie immer geartete Machtstrukturen haben uns den Glauben eingepflanzt, wir müssten nach einem höheren Selbst oder einem anderen Sein streben – zum Beispiel in Form eines Wissens um Gott als künftige Möglichkeit. Sie können sich darauf verlassen, dass dies nicht zutrifft. Vielmehr ist die Antwort, nach der Sie suchen, bereits gegeben. Sie können Ihre Suche vollkommen einstellen und so bleiben, wie Sie sind. Die Suche ist selbst das Problem, weil sie die Abwesenheit des Gesuchten voraussetzt. Nach dem zu suchen, was Sie schon sind, oder zu versuchen, etwas zu sein, das Sie nicht sind, ist Leiden. Sie wurden damit infiziert wie mit einem Virus oder einer schadhaften Software. Der Körper entledigt sich des Fremden, sobald er es als solches erkennt, und stellt seinen natürlichen Zustand wieder her. Das kann plötzlich geschehen wie in einer Explosion, in der sich das Leben von innen heraus befreit, oder auch in einer allmählichen Erneuerung der innigen Verbindung mit der Wirklichkeit.

– Es gibt keinen Grund, nach etwas zu suchen. Das, was in Ihnen sucht, ist ein gesellschaftliches Konstrukt, eine Scheinidentität, die keinerlei Grundlage in der Wirklichkeit besitzt. Alles, was Sie brauchen, sind Sie bereits, und alles, dessen Sie bedürfen, steht für Sie bereit. Öffnen Sie sich also dem Leben in all seinen Facetten. Wir suchen nicht nach der Sonne, sondern genießen sie, wenn sie scheint. Ebenso brauchen wir nicht nach unserem Ursprung zu suchen, sondern genießen, was da ist. Bei der spirituellen Lebensführung geht es nicht um eine Suche, sondern um die demütige Teilhabe an dem, was *ist*. Mit der Verleugnung des Gewöhnlichen zugunsten ausgedachter höherer Seinszustände hat der »Himmel« der Menschheit aus einer Paradiesesfülle eine Hölle gemacht. Dies gilt es jetzt zu erkennen und für uns selbst und zukünftige Generationen zu korrigieren.

– Der Ursprung und das Sichtbare sind eins. Daher ist das Sichtbare als solches vollständig und hinreichend. Wir brauchen nicht nach dem Ursprung zu suchen, indem wir das Sichtbare verleugnen oder manipulieren. Das Sichtbare ist ebenso tief bedeutungs- und geheimnisvoll wie die Vorstellung vom Ursprung.

– Durch innige Verbundenheit mit allen gewöhnlichen Bedingungen wissen wir um den nährenden Ursprung, die natürliche Seinsform der Wirklichkeit, das Herz oder den Wahren Gott. Durch innige Verbundenheit mit allen Aspekten des Lebens, einschließlich des Atems, des Körpers und unserer Lebensbezüge, sowie allen Aspekten der gegebenen Wirklichkeit, spüren Sie in sich die Quelle des Friedens und der Kraft – nicht jedoch indem Sie das Sichtbare verleugnen.

– Die Ursprungs-Wirklichkeit, die natürliche Seinsform, wird für Sie zu einer Gewissheit als der Zusammenhang, in dem alle Gegebenheiten stehen. Dies bewirkt keine Loslösung oder Entfremdung – weder von anderen Menschen noch von den Gegebenheiten, noch von der Individualität. Vielmehr ist die innige Verbundenheit mit allen normalen Bedingungen das eigentliche Mittel des Innewerdens. Sie erfahren alle Gegebenheiten und Einzelwesen, einschließlich Ihrer selbst, als Wirkliches, das im Wirklichen wurzelt. Alle »Dinge« werden so als sichtbare Schwingung der Wirklichkeit spürbar, ohne von ihr als »Dinge« getrennt zu sein.

– Die gesamte Entwicklung der Zivilisation basiert auf dem Bedürfnis der Menschheit, in bestimmten Objekten, Plätzen, Menschen, Gurus, Gottheiten und Avataren Verkörperungen der Wirklichkeit zu sehen. (Sogar nichtdualistische Traditionen wie

Vedanta oder Buddhismus, die sich als Philosophien der »Objektlosigkeit« oder »Leere« bezeichnen, beziehen sich noch in »objektiver« Form auf heilige Männer – Lehrer oder Gurus – und sehen in ihnen das Hauptmittel zur Erfüllung ihrer Inhalte.) Die *Promise Practice* verbürgt, dass das Verhältnis zwischen Lehrer und Schüler natürlich, real und von gegenseitiger Liebe geprägt ist – und nicht von der gesellschaftlichen Dynamik, wie sie im Verhältnis zwischen Wissendem und Suchendem zum Ausdruck kommt. Das Einzelwesen findet zu sich und seiner Kraft in der Einen Wirklichkeit, dem natürlichen Zustand des Universums. Das *Versprechen* wurde nicht in abstrakten Texten niedergelegt und mit der historischen Ausbreitung der Glaubenslehre überliefert. Dennoch ist es deren Ursprung und Praxis, das unerlässliche Mittel, die abstrakten Ideale der Glaubenslehre umzusetzen. Ursprünglich war die *Promise Practice* axiomatisch in den gesellschaftlichen Kontext eingebettet. Nun kehrt sie, für jeden zugänglich, in ihrer Essenz und Universalität zu uns zurück.

— Schmerz ist eine wesentliche Funktion der Natur und nicht unser Feind. Er ist heilsam und fördert den notwendigen Wandlungsprozess. Jede Art von Schmerz führt Sie aus der Gebundenheit in die Freiheit. Machen Sie sich klar, dass der Schmerz ein Aspekt des nährenden Ursprungs ist, und lassen Sie ihn seine Arbeit verrichten. Er wird sich auf natürliche Weise legen, wenn seine Funktion erfüllt ist.

— Das Herz ist der »Ort«, in dem alle Gegensätze ihren Ursprung haben und zu dem sie alle zurückkehren: Oben und Unten, Links und Rechts, Innen und Außen, Einatmung und Ausatmung, Empfänglichkeit und Stärke, Männlich und Weiblich. Im Herzen tritt der Ursprung in Erscheinung und nimmt das

Geistige Gestalt an als das Wesen, das Sie sind. Sie entstanden, als sich die Gegensätze als Ihre Mutter und Ihr Vater in perfekter Harmonie verbanden. Das Herz ist die erste Zelle des Lebens, die in Ihnen, Ihrem Körper und all Ihren Weltbezügen zur Entfaltung kommt. Es ist die Quelle aller bergenden Lebenskraft, die von ihm ausstrahlt wie eine Blume, deren Blütensaum sich in alle Regionen des Körpers erstreckt und darüber hinaus in all Ihre Beziehungen hineinreicht. Wir müssen uns nicht auf das Herz konzentrieren oder seinen »Ort« ausfindig machen. Wir können es einfach spüren, wenn der ganze Körper mit allem, was ist, in Verbindung steht. Das Herz *ist* als ein schon Gegebenes.

– Durch die Teilhabe an der Vereinigung eines jeglichen Gegensatzpaares wissen wir um die natürliche Seinsform der Ursprungs-Wirklichkeit. Das ist nicht schwer, erfordert keine Anstrengung und schon gar keinen heroischen Einsatz. Die Teilhabe an irgendeinem der Gegensätze kommt allen Gegensätzen zugute. Wir können gar nicht anders, als an allen Gegensätzen teilzuhaben, sie sind unumgänglich. Sex, als ein Akt vollkommener Ehrfurcht vor der polaren Ergänzung von Mann und Frau, kann nicht umgangen werden, um Gott zu erkennen. Vielmehr ist er das eigentliche Mittel dazu.

– Ausatmung-Einatmung, empfängliche Stärke, ist die Grundpolarität, die erst die ungehinderte Vereinigung des Männlichen und Weiblichen sowie die Erkenntnis ihres gemeinsamen Ursprungs möglich macht. Jeder Pol empfängt die Stärke des anderen in einem nährenden Strom. Ein hoher Baum besitzt starke Wurzeln und einen kräftigen Stamm, während sein weiches Blattwerk dem Licht der Sonne zugewandt ist, das er von oben empfängt. Eines bedingt das andere. Alles Leben beruht auf dem

Prinzip der empfänglichen Stärke – auch Ihr eigenes, und Sie können es in der *Promise Practice* mühelos erfahren.

– Der Körper ist eins mit seinem Atem. Der Körper liebt seinen Atem, so wie wir einander in jener innigsten Vereinigung lieben, aus der neues Leben hervorgeht.

– All das wird uns erfahrbar, indem wir die *Promise*-Übung tatsächlich ausführen: täglich, aber nicht in obsessiver Form, sondern auf ganz natürliche Weise.

– In der *Promise Practice ist* die Körperbewegung die Atembewegung. Dabei geht der Atem der Bewegung voran und schließt sie ab. Einatmung ist Empfänglichkeit von oben. Ausatmung ist Stärke von unten. Das intelligente Zusammenspiel verschiedener Muskelgruppen von oben nach unten dient dem Atemvorgang innerhalb der Polarität empfänglicher Stärke. Der Kopf verneigt sich vor seinem Ursprung, dem Herzen, während die Kraft der Körperbasis das Herz trägt. Körper, Atem, Meditation und Leben bilden ein nahtloses Geschehen. Vergleichbar dem Schlaf, der sich von selbst einstellt, wenn die entsprechenden Bedingungen gegeben sind, entstehen geistige Klarheit und die innige Verbundenheit der Meditation auf natürliche Weise als eine Form persönlicher Kraft und lassen sich nicht willentlich herbeiführen.

– Es *gibt* keine Getrenntheit. Sie *sind* das Gesuchte. Die Suche schafft erst die Vorstellung von Mangel und Verlust. Hören Sie also auf zu suchen, und fangen Sie an zu leben. Was wir brauchen, ist nicht Erleuchtung, sondern innige Verbundenheit. Von ihr empfangen wir alles andere, sogar Erleuchtung.

Vielleicht lassen Sie diese Sätze, nachdem Sie sie gelesen haben, zunächst einfach auf sich wirken. Wenn Sie dann allmählich zu Ihrem eigenen Übungsstil gefunden haben, ergeben sich vielleicht spontane Einsichten. Notieren Sie sie sich als Ergänzungen zu diesen Prinzipien. Auf diese Weise schaffen Sie sich Ihre individuelle Übung mit Ihren eigenen Einsichten. Wahrhaftes Lernen ist immer ein Entwicklungsprozess, der sich allein in der unmittelbaren Erfahrung vollzieht. Auch die ältesten heiligen Texte entfalten weiterhin ihre Wirkung, solange es Menschen gibt, die als Übende ihre Wahrheit erfahren. Die Texte der großen Tradition der Upanischaden etwa sind ein kontinuierlicher Strom nährender Weisheit, der seit Jahrtausenden aus ferner Vergangenheit bis hinein in die Gegenwart fließt. Es gibt hier keinen Anfang und kein Ende. Das *Versprechen* kann Ihr heiliger Text sein, der in Ihrem Tun zum Leben erwacht, als Ihr Beitrag zu der großen Tradition.

Aus den Unterredungen mit meinem Lehrer

Von jenem Lehrer, den ich im ersten Kapitel erwähnte und dessen Weisheit in diesem Buch immer wieder anklingt, stammen so viele wunderbare Aussagen, dass sie bei keiner Aufzählung der *Promise*-Übungsprinzipien fehlen dürfen. Machen Sie sich nach eigenem Ermessen davon zu eigen, was Sie gebrauchen können:

Der Friede, nach dem du suchst, ist schon in dir.

Die außerordentliche Intelligenz des biologischen Organismus ist alles, was für ein gutes Leben nötig ist.

Wenn du den Mut aufbringst, zum ersten Mal das Leben zu berühren, weißt du nicht, wie dir geschieht.

Wahre Stille hat etwas Explosives. Sie ist nicht der erloschene Zustand des Geistes, den diejenigen, die sich auf einer spirituellen Suche befinden, darunter verstehen. Sie ist wie ein brodelnder Vulkan.

Du selbst zu sein erfordert außerordentliche Intelligenz, und du bist mit dieser Intelligenz gesegnet. Niemand kann sie dir geben, und niemand kann sie dir nehmen. Wer zulassen kann, dass sie auf ihre eigene Weise zum Ausdruck kommt, findet als Mann oder Frau zu seinem oder ihrem natürlichen Wesen.

Der Nimbus der Erleuchtung beruht auf der Idee der Transformation deiner selbst, während ich behaupte, dass es nichts zu verändern und zu transformieren gibt.

Du selbst zu sein ist sehr einfach: dazu brauchst du nichts zu tun. Du musst dich nicht anstrengen. Du musst deinen Willen nicht trainieren. Um du selbst zu sein, brauchst du gar nichts zu tun. Aber um etwas anderes zu sein, als du bist, musst du eine Menge Dinge tun.

Der Mensch kann nichts anderes sein, als er ist.

Du bist nicht eines und das Leben etwas anderes. Es ist eine einzige Lebensbewegung.

Dein Körper will nichts lernen. Sich selbst überlassen, ist er von einer ungeheuren Intelligenz.

Sex ist diejenige Erfahrung im Leben, die von größter Unmittelbarkeit ist, im Gegensatz zur grotesken Wiederholung gesellschaftlicher Muster.

Sobald das Streben nach einem Anderssein aufhört, bist du nicht mehr im Konflikt mit dir selbst.

Die natürliche Seinsform ist ein Zustand großer Sensibilität – aber einer körperlichen Sensibilität der Sinne ... Mitgefühl gibt es nur in dem Sinne, dass es für mich nicht »die anderen« gibt, und somit gibt es auch kein Getrenntsein.

Du musst das Leben an einer Stelle berühren, an der es nie zuvor jemand berührt hat. Niemand kann dich das lehren.

In Vielfalt vereint

Ob als Buddhist, Christ, Jude, Moslem, Hindu, Taoist, Sikh, Rastafari, Atheist, Agnostiker oder weltlich orientierter Humanist: Jeder von uns kann seine Träume, Ideale und Inspirationen mit Hilfe der *Promise Practice* verwirklichen. Ich erinnere mich dabei an eine meiner Schülerinnen in Neuseeland, eine katholische Nonne namens Cecile. Sie sagte mir, dass die Übung ihr einen spürbaren Zugang zur Tiefe ihres Glaubens eröffnet und sie vom Zwang befreit habe, sich als eine gute Nonne zu erweisen, die nur bestrebt ist, den willkürlich festgelegten geistlichen Läuterungskriterien ihrer Institution gerecht zu werden. Etwas später erzählte sie mir, dass sie von ihrer inneren Auflehnung gegen den Papst habe ablassen können, als sie ihre direkte Verbindung zu Gott spürte, die keiner vermittelnden Instanz bedarf. Mit den Autoritäten schloss sie ihren Frieden. Und scherzhaft fügte sie hinzu, dass ihr auf einmal klargeworden sei, dass auch der Schutzheilige ihres Ordens die *Promise*-Übung praktiziert, als sie ein Gemälde sah, das ihn in neun unterschiedlichen Gebetshaltungen zeigt. Sie war überglücklich.

Auch die islamische Welt verfügt über eine wunderbare Tradition, die die Muslime in den großen Moscheen zu ihrer den ganzen

Körper einbeziehenden Gebetszeremonie zusammenführt. Und auch meine muslimischen Freunde betonen, dass sie über die *Promise Practice* einen persönlichen Zugang zur Wirklichkeit ihres Glaubens erfahren können, während sie ihre Gebetshandlungen der Atmung und der esoterischen Vereinigung mit dem All oder Allah ausführen. Wer die *Promise Practice* übt, zelebriert die offenkundige Gemeinsamkeit aller Menschen und aller Kulturen. Wir alle haben Teil am selben Leben, sind Teil derselben Erde. Wir alle atmen dieselbe Luft, wir alle haben Familien. Und dennoch sind wir zugleich äußerst unterschiedlich und einzigartig und zelebrieren nicht minder unsere so aufregende wie staunenswerte Vielfältigkeit.

Nachwort

Ich habe in diesem Buch bewusst auf die Verwendung des Wortes *Yoga* verzichtet. Viele Leser werden aber wohl längst bemerkt haben, dass Hintergrund und Praxis der *Promise Practice* tatsächlich der uralten Yogalehre entstammt, allerdings in einen modernen Kontext übertragen. Der Grund für die Vermeidung des Wortes Yoga ergab sich aus dem Wunsch, diese Übungen einem möglichst breiten Publikum zugänglich zu machen, ohne von vornherein solche Leser abzuschrecken, die gegenüber dem Yoga Vorbehalte haben oder beim Versuch, ihn zu erlernen oder zu praktizieren, bereits Enttäuschungen erlebt haben.

Dennoch ist Yoga die Quelle tiefster menschlicher Erfahrung. Im Laufe der Zeit wurde das Yogi-Wissen mit seiner schriftlichen Fixierung in abstrakte Bedeutungszusammenhänge übertragen, wobei nicht allein das Wissen von seinen Ursprüngen abgeschnitten wurde, sondern auch seine Einfärbung durch die Filter der Dogmen und Machtstrukturen einsetzte. Auf diese Weise wurde die eigentliche Essenz des Yoga der Allgemeinheit entzogen. Die Yogalehre wurde verzerrt und von ihrer archaischen Ausformung abgetrennt. Gewiss gibt es in den alten Texten vieles, das ganz außergewöhnlich ist. Aber in seiner schriftlich niedergelegten Form erweckt es schnell den Wunsch, den abstrakten Idealen dieser Texte nachzueifern. Unter *abstrakt* verstehe dabei einfach nur die Distanz zur wirklichen Erfahrung, so dass nur noch eine Beschreibung oder Definition verbleibt. Tatsächlich jedoch *ist* Yoga das praktische Mittel, um diese Ideale unmittelbar als Wirklichkeit zu erfahren. Über den Yoga haben wir an der nährenden Ursprungs-Wirklichkeit in inniger Verbundenheit teil.

Diese Teilhaberschaft ist uns verlorengegangen; daher ist es mein Ziel, mit der *Promise Practice* allen Menschen das Mittel zur

Verwirklichung ihrer Visionen in die Hand zu geben. Yoga ist das ursprüngliche Mittel, Gott zu erfahren. Sogar die schöne Avatar-Vorstellung vom Erscheinen des Gottes auf Erden in Menschengestalt (wie zum Beispiel in der christlichen Tradition) trat im Kontext der Yogi-Praxis auf. Yoga war diejenige Methode, mit deren Hilfe es gelingen konnte, dauerhaft in der Präsenz des All-Einen zu leben, der vollkommenen, alles durchdringenden Wahrheit.

Interessanterweise heißt es in den alten Texten, dass *Avatare*[5], die ja häufig im Mittelpunkt institutionalisierter Religion stehen, gerade nicht die besten Lehrmeister seien, weil sie nicht den Prozess durchlaufen haben, der aus der persönlichen Unfreiheit in die menschliche Freiheit führt. Jene Lehrer hingegen, die durch eigenes Leiden dem heldenmutigen Pfad zur Freiheit gefolgt sind, verstehen die Nöte der Menschen und wissen aus eigener Erfahrung, wie Yoga in jeder Situation wirken kann. Es ist meine Hoffnung, dass alle, die dieses Buch lesen und die *Promise Practice* aufnehmen, zu solchen Lehrern werden, die man in alter Zeit *acharya*[6] nannte. Traditionell wirkten Avatar und Acharya stets im Dienste und im Sinne der einen großen Überlieferung zusammen. Es bedurfte des Acharya, um jedem Einzelnen den praktischen Umgang mit der göttlichen Gnade aufzuzeigen. Jeder Aspekt seiner Lehrtätigkeit stand in hohem Ansehen, während der Acharya selbst lediglich drei Bedingungen zu erfüllen hatte: 1. seinerseits einen guten Lehrer gehabt zu haben, 2. sich der Übung selbst zu unterziehen und 3. an anderen Anteil zu nehmen. Und dieser letzte Punkt ist es, den auch mir meine Lehrer vermittelten, als sie betonten, ein

---

5 Avatār oder Avatāra (Sanskrit: »Herabkunft«) bezeichnet im Hinduismus eine Inkarnation des Göttlichen in Menschengestalt (Anm. d. Red.).

6 Acharya (Sanskrit Ācārya) ist die Bezeichnung für einen spirituellen Lehrer oder Meister, der den Weg der Lehre selbst gegangen ist (Anm. d. Red.).

Lehrer sei »nicht mehr und nicht weniger als ein Freund« – weder Autorität noch Vertreter einer Machtstruktur, sondern authentisches und anteilnehmendes Mitglied einer überschaubaren Gemeinschaft.

Was will ich mit all dem sagen? Das übliche gesellschaftliche Konzept persönlicher Transformation sieht eine Beziehung vor zwischen einem Unwissenden und einem Wissenden, dem Geheimnisse und Methoden zu Gebote stehen, um uns frei und glücklich werden zu lassen. Der Ratsuchende hört aufmerksam zu und versucht, die Hinweise seines weisen Ratgebers umzusetzen. Von den alten Meistern bis zu den Psychiatern und Psychotherapeuten unserer Zeit ist dies das vorherrschende Modell. Wir tun unser Bestes, um nicht zu fehlen vor den Inhabern des Wissens, die die Gesellschaft auf ein Podest gestellt, in ihr Ornat gekleidet und mit den Insignien der Macht versehen hat. Wir eifern ihnen nach und wollen mit allen Mitteln »erlangen«, was ihnen offenbar zu Gebote steht: Friede, Liebe, Glückseligkeit; wollen Ausgeglichenheit erfahren, Freiheit und vielleicht sogar Erleuchtung! Aber das Modell unterstellt, dass wir dort erst noch ankommen müssen, dass wir das Gegenteil dessen verkörpern, was wir zu erreichen hoffen. Durch dieses ganze Buch hindurch habe ich mich gegen diese falsche Voraussetzung gewandt, weil sie mehr Probleme schafft als löst. Sie wirft unseren Geist und unsere Emotionen auf uns selbst und unsere Zielsetzungen zurück und hinterlässt am Ende nichts als ein Gefühl von Unzulänglichkeit und Mangel. Das gesellschaftliche Konzept eines unterweisungsbedürftigen Strebenmüssens verhindert letztlich die Erfahrung inneren Friedens und kraftvoller Lebendigkeit, an der teilzuhaben unser Geburtsrecht ist.

Ich habe erlebt, wie Menschen auf ihrer spirituellen Suche jahrzehntelang Lehrern nachgeeifert haben und schließlich resigniert feststellen mussten, dass es ihnen offenbar nicht gelingen will, irgendwo »hinzukommen«. Und manchmal verlieren selbst die

Lehrer darüber den Mut. Wenn ein Lehrer aber in der Lage ist, einen Menschen in seine Kraft zu führen, in die innige Verbindung mit seinem Leben und dem Universum, dann ist es lebendige Lehre. Sie ist nicht mehr abstrakt, keine Aufforderung mehr zur Suche. Ein Lehrer, der Ihnen die praktischen Mittel in die Hand gibt, Ihre innige Verbindung mit Ihrem eigenen Leben zu spüren, ist ein wahrer Freund und Helfer. Sie können aufhören zu suchen und anfangen zu leben, müssen sich nicht länger abstrampeln und leben Ihr eigenes Wunder. Sein zu wollen, was wir nicht sind, ist die Quelle unseres Leidens. Sowohl Buddha als auch Jesus wussten darum und lehrten daher die gegenseitige Liebe zwischen leibhaftigen Menschen, auch wenn sie dies auf unterschiedliche Weise zum Ausdruck brachten.

Yoga ist keine Religion. Er ist weder hinduistisch noch taoistisch und gehört auch sonst keiner speziellen Glaubensrichtung an. Dennoch erweist er sich als außerordentlich hilfreiches Instrument zur Verwirklichung religiöser Ziele. Er ist einer der sechs *darshanas* oder philosophischen Systeme des Hinduismus, unter denen allein der Yoga sich seine Unabhängigkeit und Universalität bewahrt hat. Aus diesem Grunde gelangte er überall zur Blüte, durch alle Sprachgruppen und religiösen Systeme hindurch, bis hinein in unsere moderne multikulturelle Welt, in der er sich noch immer weiter ausbreitet. Als universelle religiöse Praxis ist er notwendiger Teil aller Glaubensrichtungen und Lebensentwürfe, die sich der Verbesserung des menschlichen Daseins verschreiben.

Nicht anders als Nahrung und Wasser muss Yoga allen Menschen überall auf der Welt zugänglich werden, und für jeden von ihnen gibt es den richtigen Yoga, der die Einzigartigkeit eines jeden berücksichtigt. Für alle Zeiten wird es für mich wahr bleiben, dass durch die Übung jeder Mensch unmittelbar seine innige Verbindung mit der Wirklichkeit selbst herstellt, die nichts anderes ist als der nährende, immer schon gegebene göttliche Ursprung.

Meine Lehrer: die beiden Krishnas

An dieser Stelle möchte ich zweier Persönlichkeiten gedenken, mit denen in näheren Kontakt zu kommen ich die Ehre hatte und die mir zu persönlichen Lehrern wurden: Tirumalai Krishnamacharya und Uppaluri Gopala Krishnamurti. Zwei ganz normale Menschen, weder Geschäftsleute noch »heilige Männer«, aber von einem tiefen Ernst im Umgang mit dem Leben erfüllt. Sie waren, bei großem gegenseitigem Respekt vor der Integrität und Authentizität des anderen, in herzlicher Freundschaft miteinander verbunden.

Tirumalai Krishnamacharya, auch bekannt als »Lehrer der Lehrer«, starb nach einem fruchtbaren Leben mit über einhundert Jahren im Jahre 1989. Mit seiner Gelehrsamkeit schuf er die Grundlagen für den modernen Yoga, wobei auffallend ist, dass sein Name verschwiegen wurde, als man im Westen damit begann, Yoga zu kommerzialisieren. Er vertrat eine andere philosophische Position als U. G. Krishnamurti, dennoch galt ihm dieser als »der größte lebendige Yogi«.

U. G. Krishnamurti, weithin auch einfach unter den Initialen seiner Vornamen bekannt, war ein Buddha unserer Zeit, ein »natürlicher Mensch«. Manche sahen in ihm einen Avatar, aber er selbst lehnte die ganze Vorstellung von Spiritualität ab. Ein Anti-Guru. Als Anhänger ihn darauf aufmerksam machten, dass das Wort *Guru* im Englischen umkehrt buchstabiert ergebe: »You are U. G.«, »du bist U. G.«, antwortete er nur, U. G. stehe für »useless guy«, »Nichtsnutz«. Er bestand darauf, dass die Gurus mit ihren glänzenden Lehren die Menschheit in einen Strudel der Selbstverleugnung hineingerissen hätten, der Verleugnung der höchsten Intelligenz, die bereits in ihrer ganzen Schönheit in unserem eigenen Garten erblüht. Jede Art von Suche stehe im Widerspruch zu dieser Tatsache.

Obwohl U. G. sich nicht als allwissenden Weisen oder Guru bezeichnen lassen wollte, unterrichtete er mich auf traditionelle und sehr praxisnahe Weise. Er setzte sich auf den Boden und zeigte mir, dass Yoga in keiner Weise manipulierend ist. Es ist pure Teilhabe an der nährenden Kraft des Universums, das genau weiß, was es mit jedem Einzelnen vorhat. Es ist leicht, und jeder vermag es.

Manche sehen in U. G. einen leidenschaftlichen Philosophen, den »wütenden Weisen«. Aber in erster Linie war er Yogi. In seiner Jugend lebte er sieben Jahre lang zusammen mit Swami Sivananda Saraswati in einer Höhle, und er besaß ein reiches Wissen über die Traditionen und großen Persönlichkeiten Indiens. Krishnamacharyas Lehren konnte er mit der größten Knappheit und Genauigkeit darlegen. Beide Männer waren moderne Weise, obwohl sie selbst nie zugelassen hätten, dass man sie als solche bezeichnet.

U. G. ist derjenige Lehrer, der mein Erstaunen über manche seiner Lehren scherzhaft mit der Antwort kommentierte: »Sag den Leuten nicht, dass du diese Dinge von mir hast. Sag ihnen, dass es deine eigenen Worte sind, und du wirst eine Menge Geld damit verdienen.« Wie viel Weisheit muss ein Mensch besitzen, der so etwas sagt und auch meint. Bei einem Menschen, der sich zeit seines Lebens um die Weisheit des Yoga bemüht hat, liegt in diesem aktiven Verzicht auf Aufmerksamkeit und Anerkennung für die eigene Person mehr als bloße Demut. Das ist etwa so, als wenn ein Künstler vom Range eines Vincent van Gogh oder Mark Rothko eines seiner Gemälde nicht nur unsigniert ließe, sondern darüber hinaus einen seiner Schüler aufforderte, es seinerseits zu signieren und unter seinem Namen zu verkaufen. Eine nach westlichem Verständnis kaum vorstellbare Gesinnung. Wer das für übertrieben hält, schlage irgendeines seiner Bücher auf, in denen eingangs ungefähr Folgendes über seinen Initialen zu lesen steht: *Meine Unter-*

weisungen, falls Sie dieses Wort dafür verwenden möchten, sind ohne Urheberrechte. Es steht Ihnen frei, sie zu reproduzieren, zu verbreiten, zu interpretieren, fehlzuinterpretieren, zu verdrehen und zu verfälschen. Sie können damit tun, was immer Ihnen beliebt, selbst die Autorenschaft beanspruchen, ohne dass es dazu meiner Zustimmung oder irgendjemandes Einwilligung bedürfte. Über Geld und Gewinnstreben äußerte sich U. G. so: »Verdiene Geld, aber nicht um seiner selbst willen, sondern um den Menschen Nahrung zu bringen.« Auch die querdenkerischen Zitate, die ich den Prinzipen der *Promise Practice* als deren krönenden Abschluss nachgestellt habe, stammen von U. G., als einige Beispiele von vielen möglichen.

Für meine Lehrer war Yoga nicht Mittel zum Zweck, weder Verkaufsstrategie noch Erkenntnisvehikel. Es war für sie Teilhaberschaft am eigenen Leben. Meine Aufgabe erkenne ich darin, das gemeinsame Wirken der »beiden Krishnas« durch mein eigenes fortzuführen. Sie machten die *Promise Practice* erst möglich, und es ist mein erklärter Wille, beider vereinte Weisheit an Sie weiterzureichen.

Gleichzeitig ist mir bewusst, dass die Aussagen dieser beiden bemerkenswerten Männer leicht fehlgedeutet werden können. Daher möchte ich hier klarstellen: Was ich zu lehren habe, stellt den Niederschlag ihres Wissens aus Jahren eigener Lehrtätigkeit dar, in denen ich es zu einer Mitteilungsform destilliert habe, über die ich eine möglichst große Zahl von Menschen zu erreichen hoffe, ohne darüber die Quintessenz ihres geistigen Erbes zu verfälschen oder zu verlieren. Es geht mir darum, ihr Wissen der Gegenwart in einer Form zu präsentieren, die jeder verstehen und, was noch wichtiger ist, auch praktisch umsetzen kann.

Worüber wir hier im Zusammenhang mit der *Promise Practice* sprechen, unterscheidet sich nicht wenig von dem, was im Westen unter Yoga verstanden wird. Die von Krishnamacharya, dem Urvater und Urgelehrten des modernen Yoga herstammenden

Grundlagen müssen allen Spielarten des Yoga, wie sie sowohl im Osten als auch im Westen erdacht wurden, wieder einverleibt werden. Junge Brahmanen, die als Kinder für kurze Zeit bei Krishnamacharya Unterricht genossen, entwickelten in der Folge ihren jeweils eigenen Stil, das Akrobatische betonende Yoga-Workouts, denen das wesentliche, für eine erfolgreiche individuelle Übungspraxis unerlässliche Element fehlt. Diese Ausformungen haben die ursprüngliche Lehre aus den Augen verloren, die natürliche Vereinigung der weiblichen und männlichen Eigenschaften, von Einatmung und Ausatmung, Empfänglichkeit und Stärke, Innen und Außen. Anschließend wurden sie in einer Weise in den Westen exportiert, die sich dessen spirituelle Naivität zunutze machte. Auch wenn die Meinung vorherrscht, dass in Amerika lehrende Yogis den Yoga gewissermaßen neu erfunden haben und dessen legitime Vertreter sind, besteht zwischen diesen Yoga-Stilen samt ihren westlichen Spielarten und der überlieferten Weisheit des ursprünglichen Yoga keine unmittelbare Verbindung. Manche glauben, dass in der Vorrangstellung der Frauen innerhalb der westlichen Yoga-Szene eine Renaissance der Weiblichkeit zum Ausdruck komme. Aber im Wesentlichen sind es dieselben akrobatischen Yoga-Workouts mit umgekehrtem Vorzeichen. Auf jeden ernsthaft Übenden, der sich zu diesen exzessiven Yoga-Prozeduren hingezogen fühlt, kommen weit mehr, die sich davon überfordert oder eingeschüchtert fühlen – und das betrifft den weitaus größeren Teil der Bevölkerung. Mir sind viele traurige Geschichten von Leuten zu Ohren gekommen, die, im Glauben, dass Yoga für sie gut wäre, sowohl psychisch als auch physisch niederschmetternde Erfahrungen in den Kursen gemacht haben, weil ihnen dort Dinge abverlangt wurden, zu denen sie einfach nicht in der Lage waren. Und nicht selten ziehen sich Menschen durch zu anspruchsvolle Übungen akut oder auf Dauer körperliche Schäden zu.

Die gegenwärtigen Yoga-Richtungen weisen normalerweise zwei übertriebene Leistungsaspekte auf: den körperlichen und den spirituellen, und in beiden geht es in irgendeiner Form um die Erreichung eines idealisierten Ziels. Als Teil der westlichen Fitness-Industrie sind die verschiedenen Richtungen des kommerzialisierten Yoga für gewöhnlich auch mit der Vermarktung modischer Accessoires verknüpft, was dann schnell zu einem mehr oder weniger gestörten Verhältnis zum eigenen Körper führt, der sogenannten *Dysmorphophobie* oder »Missgestaltsfurcht«, einer zwanghaften Beschäftigung mit vermeintlichen Mängeln der eigenen Körpererscheinung. Weiterhin wird Yoga im Kontext eines religiösen Kultus angeboten, nämlich als Bestandteil einer besessenen Suche nach einem künftigen Geisteszustand namens Gott oder Erleuchtung. Bei beiden Richtungen handelt es sich jedoch um extreme Ausprägungen, die nur bei einem kleinen Teil der Bevölkerung Anklang finden, deren größter Teil verständlicherweise dem Yoga misstrauisch bis ablehnend gegenübersteht. Gerade die Menschen, für die Yoga als persönliche und spirituelle Offenbarung Bedeutung erlangen könnte, werden auf diese Weise von ihm ferngehalten. Yoga ist aber für alle da, nicht nur für diejenigen, die in ihrem hautengen Gymnastikdress eine gute Figur machen oder in Zukunft machen möchten.

Ich will hier niemandem persönlich zu nahe treten oder ganze Institutionen verunglimpfen. Die Abwandlungen und Verfälschungen der ursprünglichen Lehren der großen Yogis scheinen jedoch einem ähnlichen Muster zu folgen, wie es die Veränderungen aufweisen, denen die Lehren und Lebensläufe aller großen spirituellen Meister im Laufe der Zeit unterworfen waren. Moses, Buddha, Konfuzius, Jesus, Mohammed, Lao Tse und andere Meister lebten in völliger Übereinstimmung mit der von ihnen vertretenen Wahrheit – die oft in radikalem Widerspruch zu den herrschenden Institutionen und offiziellen Lehren stand. Nachdem sie aber gestorben und die Verkündung ihrer »Botschaften« von ihren Jüngern übernommen worden war, verrichteten gesellschaftliche Vorurteile und die langsam sich einschleichenden Missverständnisse ihr Umformungswerk.

Um nur ein Beispiel herauszugreifen: Die großen Meister akzeptierten Schüler aus allen gesellschaftlichen Klassen und Kasten und unterrichteten gleichermaßen Frauen wie Männer – im damaligen kulturellen Kontext eine geradezu revolutionäre Freizügigkeit. Nachdem aber die Begründer von Lehre oder Glauben den Schauplatz verlassen hatten, setzten sich die kulturellen Vorurteile ihrer Nachfolger wieder durch. Frauen erfuhren erneut Geringschätzung, ihr freier Zugang zum religiösen Leben wurde beschränkt, und von den höheren Positionen in den im Aufbau befindlichen Hierarchien blieben sie ausgeschlossen. Das weibliche Prinzip als solches wurde von den männlichen Machthabern diffamiert, entwertet und ausgegrenzt.

Auch wenn die Parallelen nicht eindeutig zu ziehen sind, hat doch auch im Yoga eine vergleichbare Abwertung des weiblichen Prinzips während des Vermittlungsprozesses stattgefunden, durch den die alte Weisheit der großen Meister auf ihre Nachfolger überging. Die Verfälschung der ursprünglichen Lehre nahm weiter ihren Lauf, als sie von der Alten in die Neue Welt gelangte. Es ist ein bisschen wie mit dem Kinderspiel »Stille Post«, bei dem man einander leise einen Satz zuflüstert, bis er den letzten Teilnehmer erreicht und von diesem laut ausgesprochen wird. Oft hat er dann kaum noch Ähnlichkeit mit der ursprünglichen Aussage.

Möglicherweise ist dies ein unvermeidlicher Bedeutungsverlust bei jedem Mitteilungsvorgang. Umso notwendiger wird es, zum Ausgangspunkt der Botschaft zurückzugehen, um sie in ihrem ursprünglichen Bedeutungsgehalt zu erfassen. Ich bin davon überzeugt, dass alle Lehrer das Beste aus den ihnen zur Verfügung stehenden Informationen zu machen versuchen. Sogar der Papst macht gewiss das Beste aus dem Wissen, über das er verfügt! Aber ich sehne den Tag herbei, an dem er versteht, dass Gehorsam gegen Gott nicht in der Verleugnung des Weiblichen, sondern in der Hingabe an das Weibliche besteht – als die natürliche Seinsform des Menschen. Vielleicht wird er seine Glaubensbrüder und -schwestern eines Tages Yoga lehren, um ihnen diese Wahrheit zu vermitteln, wer weiß.

Vor einigen Jahren hatte ich einen auf den ersten Blick komischen Traum, in dem dieser »Wunschtraum« zum Ausdruck kam. Ich nahm am Deutschen Yoga-Kongress in Köln teil, der auf den Todestag (des inzwischen heiliggesprochenen) Johannes Paul II. fiel. In meinem Traum war der Papst auf seinem Weg zum Himmel von deutschem Boden aus abgehoben und sah nun auf Köln und uns Konferenzteilnehmer herab. Aus seiner neu gewonnenen Perspektive, körperlos und von allen Dogmen und kulturellen Vorgaben befreit, verstand er auf einmal das Wesen des Yoga und seine grundlegende Bedeutung für das religiöse Leben. »Ah, Yoga!«, sagte er begeistert und segnete unsere Versammlung auf dem Weg zu seinem himmlischen Aufenthaltsort.

Gewiss war es ein lustiger Traum, aus dem ich da verblüfft erwachte. Am nächsten Tag erzählte ich ihn vor einer Versammlung mehrerer hundert Yogis. Und ich war überrascht zu sehen, dass viele von ihnen zu Tränen gerührt waren. Obwohl ihr Interesse inzwischen dem Yoga galt, waren sie dennoch im Katholizismus verwurzelt und hatten noch nicht ganz zu einer Synthese beider religiöser Wege gefunden, wie sie tatsächlich möglich und notwendig ist. Das Bild des wohlwollenden Papstes, der ihnen auf ihrem »Pfad« seinen Segen erteilt, nahm den atmosphärischen Druck von ihnen.

Krishnamacharya pflegte zu sagen: »Im Yoga geht es nicht um Wissenserwerb« – eine Aussage mit weitreichenden Konsequenzen. Die Natur kennt keine geraden Linien; es war der Mensch, der die gerade Linie ersann, um seinem Leben mathematische Ordnung aufzuerlegen. Leider bestimmt diese mathematische Ordnung jetzt unsere ganze Wahrnehmung und Lebensweise. Yoga repräsentiert die Aufhebung der Fiktion, dass lineares Wissen notwendig sei, und macht damit den Weg frei zu einer Entspannung in das Gegebene hinein. In unserer natürlichen Seinsform sehen wir wieder das Gerundete in der Welt, auch wenn wir uns weiterhin gerader Linien zu bedienen wissen!

Yoga verträgt sich mit jedem kulturellen Hintergrund. Dabei gilt es, die Yoga-Lehre in einer Sprache zu formulieren, die den Menschen vertraut ist, mit der sie etwas anfangen können und die den besonderen Hintergrund eines jeden Menschen berücksichtigt, ohne ihm fremdartige oder unnötige Formen und Formeln aufzunötigen. Um exotisches Gedankengut zu verstehen, müssen wir uns nicht die Kultur zu eigen machen, der es entstammt. Ein spezieller »Yoga-Jargon« oder übertrieben spiritueller Tonfall fördert nur das dualistische Hangeln nach abstrakten Idealen. Sogar die altehrwürdige traditionelle Terminologie kann der Weitergabe der Yoga-Lehre im Wege stehen. So sind zum Beispiel manche Menschen von dem Sanskritwort für die Körperstellungen, *Asanas,* das manche Yogalehrer gerne verwenden, durchaus angetan, während sich andere daran eher stören.

Um das Wesentliche am Yoga zu vermitteln oder zu erfahren, ist es nicht nötig, den Nimbus und die Sprache der alten Zeit zu beschwören – wenn es auch reizvoll und lohnend sein kann, dem Sanskrit ein Studium zu widmen. Bei den meisten Gelegenheiten finde ich es hilfreicher, sich einer ganz normalen Sprache zu bedienen, die jeder versteht – so wie es meine Freunde in diesem Buch in den Berichten über ihre eigenen Erfahrungen mit der Übung tun. Die in New York lebende Trish King zum Beispiel drückte sich einmal so aus: »Mein Beziehungspartner ist der Atem. Wir haben eine intensive Verbindung und leben zusammen. Wir sind für immer unzertrennlich.« Das gefällt mir!

Dasselbe gilt für die Ansicht, dass Yoga der Huldigung von Hindu-Gottheiten zu dienen habe, und die in manchen Yoga-Studios üblichen rituellen Lobpreisungen. Für manche ist das etwas vollkommen Wahres und Schönes, während es auf andere, die mit dem Hinduismus noch nie zuvor in Berührung gekommen sind, bloß irritierend wirkt. Wir müssen jeden Yoga-Schüler in seiner Eigenart und mit seinem kulturellen Hintergrund respektieren. Die Kulturen und Mythologien der Menschheit sind von großem Reichtum und enormer Vielfalt, und jeder von ihnen gebührt unsere ganze Aufmerksamkeit und Sorgfalt der Auslegung.

So finden wir beispielsweise in den großen Mythologien durchgängig Bezugnahmen auf die menschliche Sehnsucht nach inniger Verbindung. Die inbrünstigen Liebesbeziehungen zwischen männlichen und weiblichen Gottheiten sind das archaische Symbol für den Weg des Einzelnen zur Vereinigung mit dem All, zum Eingehen in Gott, und bringen damit den individuellen, privaten Charakter dieses Weges zum Ausdruck. In dem großen indischen Epos *Ramayana* verzehrt sich Prinz Rama vor Sehnsucht nach seiner Frau Sita, die schon seit Jahren verschwunden ist, entführt von einem Dämon. Ramas getreuer Anhänger Hanuman steht Rama so nahe, dass er als dessen Atem beschrieben wird. In seiner Ergebenheit befreit Hanuman Sita und bringt sie zurück zu Rama, so dass die Liebenden in Glückseligkeit wiedervereint sind. Es ist Ramas Atem, der ihm Sita zurückführt!

Der Atem bringt den weiblichen Anteil in das Leben eines jeden Menschen zurück, innen wie außen. In unserem normalen Alltag ist uns das Weibliche abhandengekommen. Uns ergeht es wie Rama, der sich nach seiner natürlichen, vollständigen Seinsform sehnt. Die männlichen Anteile der Stärke, des Erwerbs, des Beherrschens allein genügen nicht mehr. Stärke muss empfänglich werden. Wir müssen einatmen und ausatmen. Ihr Atem ist Ihr getreuer Hanuman, der Ihnen Ihre Sita zurückbringen wird. Der

Atem lässt Sie die leibhaftige Nähe des oder der Geliebten spüren, Ihres Gegenpoles, Ihrer besseren Hälfte! Und er lässt Sie des Ursprungs innewerden, aus dem alle Gegensätze kommen und zu dem sie zurückkehren, während Sie sich nie wieder von Ihrer Liebe und Sexualität loslösen.

Epilog:
Was Sie für andere tun können

Wer im Leben keine Stellung bezieht, lässt sich von allem forttreiben.
Kommen Sie dort zur Blüte, wohin Sie gepflanzt wurden.

Um der Welt zu helfen, können Sie zunächst nichts Besseres tun, als sich selbst zu helfen, indem Sie zu Ihrer Quelle der Kraft und des Friedens finden. Sie, Ihre Familie, Ihre Freunde und alle Menschen, von denen Sie umgeben sind, werden so unmittelbar von Ihrer Übung und wachsenden Einsicht profitieren. Zunächst wird Ihr »Sieben-Minuten-Wunder« vieles für Sie persönlich bewirken und in der Folge auch für die menschliche Gemeinschaft, von der Sie Teil sind. Lassen Sie sich also auf das Experiment ein, für die kommenden vierzig Tage jeweils sieben Minuten zu üben. Von Psychologen habe ich mir sagen lassen, dass erst dann dauerhafte Ergebnisse von einer Veränderung in der Lebensführung zu erwarten sind, wenn sie über diesen Zeitraum beibehalten wird. Summa summarum macht das 280 Minuten, also eine Zeit, die gerade einmal doppelter Spielfilmlänge entspricht! Und wenn Jesus vierzig Tage und Nächte fastend in der Wüste zugebracht hat, dann werden wir ja wohl ebenso lange täglich diese sieben Minuten aufbringen können.

Es gibt wie gesagt viele gute Lehrer in der Welt, und vielleicht sind Sie einer von ihnen. Überall gibt es ganz normale Menschen, die, was sie von ihren Lehrern empfangen haben, als Übende an andere weitergeben möchten. Dazu müssen Sie sich nicht umfangreiche Kenntnisse aneignen oder komplizierte Übungen beherrschen. »Im Yoga geht es nicht um Wissenserwerb.« Die willkürlich zusammengestellten Programme, die gegenwärtig als Ausbildung zum Yogalehrer angeboten werden, haben wenig mit der echten

Yogapraxis und echter Lehrbefähigung zu tun. Die Qualifikation zum Yogalehrer oder zur Yogalehrerin besteht in der eigenen Authentizität und dem Grundlagenwissen, das dieses Buch vermittelt. Lehrer, die diese Art von Qualifikation aufweisen, haben ein echtes Interesse an ihren Schülern und geben bereitwillig ihr Wissen an Menschen in ihrer Umgebung weiter, ohne damit ein kommerzielles Interesse zu verbinden. Denken Sie immer daran, dass ein wahrer Lehrer nicht mehr und nicht weniger ist als ein Freund, der einen ernsthaften Umgang mit dem Leben pflegt – und damit meine ich bestimmt nicht einen humorlosen! Wenn Sie denken, diese Kriterien zu erfüllen, dann zögern Sie nicht, anderen als Freund zu vermitteln, was Sie selbst gelernt und erfahren haben, und ohne sich damit irgendjemandem aufzudrängen. Es ist leichter, als Sie vielleicht denken.

Was Sie darüber hinaus noch tun können: Geben Sie dieses Buch an Menschen weiter, von denen Sie glauben, dass sie von den Übungen profitieren und daran wachsen können. Schauen Sie sich die Lehrvideos an, die zeigen, wie die Übungen im Einzelnen ausgeführt werden, oder auch weitere Online-Tutorials. Besuchen Sie einschlägige Webseiten, und tauschen Sie sich mit der weltweiten Yogagemeinde aus. Werden Sie zu einem Teil der globalen Gemeinschaft von Lehre und Unterweisung. Wo die persönliche Weitergabe nicht möglich ist, können wir über Online-Kommunikation dennoch vieles miteinander teilen.

Wir leben in einer Krisenzeit, die das Schlimmste und Beste in sich vereinigt. Informationen wie die, um die es hier geht, kursieren jetzt frei verfügbar in allen Medien und sind mit den neuen Kommunikationstechniken von überall her abrufbar. Und wir verfügen über Mittel und Wege, uns inmitten des Stresses, von dem unser Leben bestimmt ist, Linderung und Genesung zu verschaffen.

Kristi Rugam: Shindo-Lehrerin

Wie schon mehrfach erwähnt, ist es mir ein besonderes Anliegen zu sehen, wie Menschen in aller Welt die *Promise Practice* in ihren jeweiligen kulturellen oder spirituellen Kontext integrieren. Besonders berührt hat mich die Geschichte von Kristi, einer jungen Frau aus Estland. Sie verband die *Promise Practice* mit einer aus Japan stammenden Form der Kampfkunst namens *Shindo*.

Ich bin sechsundzwanzig Jahre alt und Shindo-Lehrerin. Beim Shindo werden natürliche Dehnungsübungen ausgeführt, die entwickelt wurden, um Körper und Geist ins Gleichgewicht zu bringen und die Verbindung zwischen beiden wiederherzustellen. Ich unterrichte jetzt seit eineinhalb Jahren, und schon am ersten Tag ist mir klargeworden, wie wichtig es ist, das eigene Wissen an andere weiterzugeben. Sobald wir anfangen, die Welt in einer weiteren Perspektive zu betrachten, entsteht der Impuls dazu ganz von selbst. Ich glaube daran, dass jeder von uns diese Welt mit ihren Gegebenheiten kreiert. Das gibt mir die Kraft und Energie, mit dem, was in mir ist, für andere da zu sein. Dazu braucht es nicht mehr als etwas guten Willen, den jeder von uns in seinem Herzen trägt. Und es hat etwas Wundervolles, das nach außen zu tragen und zu sehen, wie es dort lebendige Form annimmt.

Deshalb kann ich jeden nur ermutigen, andere an dem, was ihm selbst geholfen hat, teilhaben zu lassen. Es geht ja auch gar nicht darum, die Massen zu mobilisieren, die richtigen Menschen werden schon zu uns finden. Ich selbst habe für gewöhnlich auch nicht mehr als drei oder vier Schüler in meinen Kursen.

Außerdem glaube ich an den Wert der Philosophie, der »Liebe zur Weisheit«, für unser Leben. Ich glaube, dass sie sich mit uns wandelt wie ein lebendiges Wesen und ihren eigenen Entfaltungsraum braucht, in den hinein sie sich ausbreiten kann wie die Zweige eines Baumes. Daher dürfen wir aus ihr nichts Absolutes und Feststehendes machen. Wir können an sie glauben, dürfen sie aber nicht in eine Form pressen wollen. Yoga, Shindo und Philosophie – sie alle sind frei, und das ist etwas, das mir jedes Mal klar wird, wenn ich jemandem zuhöre, der auf mich inspirierend wirkt. Mein eigentliches Inspirationserlebnis hatte ich dann in Bali, wo ich für mich meine spirituelle Seite entdeckte und entwickelte.

Und ich gebe zu, dass ich auf der Suche war. Zwar nicht verzweifelt, aber doch fasziniert vom Gedanken, über die Meditation mit gekreuzten Beinen Erleuchtung zu erfahren. Es war etwas, das mir von außen widerfahren sollte, nicht etwas, das ich in mir, in meinem Körper, finden konnte. Dann lernte ich die *Promise Practice* kennen, wofür ich äußerst dankbar bin. Sie half mir dabei, mich von dem ganzen inneren Druck, unter dem ich stand, zu befreien und mich auf mein eigenes Sein zu konzentrieren. Sie half mir dabei, mich selbst zu lieben, und zu verstehen, was das LEBEN (in Großbuchstaben!) mir bereits geschenkt hatte. Ich bin ja schon im Hier und Jetzt, also kann ich anfangen zu leben und aufhören, woanders nach etwas zu suchen!

Als ich zurück in Estland war, begann mir klarzuwerden, wie sich alles ineinandergefügt und meine Einsicht in die Zusammenhänge vertieft hatte. Die *Promise Practice* deckte sich vollkommen mit meinem Verständnis von der Einfachheit der Shindo-Übung, ergänzte sie für mich aber durch die Aspekte, die die Liebe zu mir selbst zulassen, »als ich in mir« zu sein. Und das war einfach phänomenal.

Zusammenfassend möchte ich sagen, dass wir jederzeit helfen und uns helfen lassen können! Zu helfen ist nicht nur einfach, sondern auch bereichernd: Es öffnet uns für die Welt und hilft uns, sie besser zu verstehen. Es hilft uns dabei, uns unsere eigene Welt zu erschaffen und dabei mit einem wachen und offenen Geist dem Leben als Ganzes zugewandt zu sein. Veränderungen in unserem Leben können nur aus uns selbst kommen, und wenn wir unsere einfache, tägliche Übungsroutine aufrechterhalten, steigern wir damit unser Bewusstsein und unser inneres Potenzial. Wir können einander helfen, aneinander wachsen, uns eine bessere, facettenreichere, intelligentere Welt erschaffen! Aber wir müssen bei uns selbst anfangen. Das ist der entscheidende Punkt, den ich deshalb mit den Kursteilnehmern immer wieder durchkaue. In ihren Gesichtern sehe ich dann dieses inwendige Lächeln, das mir zeigt, dass sie den inneren Druck und

Zwang hinter sich gelassen haben, dass sie das Leben und sich selbst so akzeptieren, wie sie sind.

Kristi (die keine Sucherin mehr ist)

Lassen Sie mich also ein Anstoß für Sie sein, jemand, der Sie dazu veranlasst zu üben. Von da an ist es in Ihre Hände gelegt. *Sie* müssen die Entscheidung treffen, müssen in Ihrem Leben Stellung beziehen. Darum heißt die Übung *The Promise*. Wenn Sie erst einmal zum oder zur Übenden geworden sind, werden Sie vielleicht Ihrerseits zum Anstoß für andere werden. Machen Sie den Vierzig-Tage-Test, betrachten Sie ihn als freiwillige Probezeit, und warten Sie ab, was geschieht. Es ist ein Versprechen, das auf Gegenseitigkeit beruht: *Ich* verspreche Ihnen »wunder-volle« Resultate, wenn *Sie* mir versprechen, Ihr »Sieben-Minuten-Wunder« vierzig Tage lang durchzuhalten.

Auf den ersten Blick scheint es mit einer Übung, die nur aus einfachen Atem- und Bewegungsübungen besteht, nicht viel auf sich haben zu können. Aber diese Übung ist wirkungsvoller und nachhaltiger, als Sie glauben mögen. Sie ist der praktische Weg, der Sie zu allem hinführen kann, woran Sie sich begeistern können, was immer das auch sein mag. Probieren Sie es also einfach aus. Mein Wunsch ist, dass jeder Mensch auf diesem Planeten weiß, wie vollkommen er geliebt und getragen ist. Es ist an der Zeit dazu. Und ich möchte, dass Sie mir dabei helfen, dass dieser Wunsch in Erfüllung geht. Zeigen Sie anderen, wie sie die innige Verbindung mit dem vollkommenen Wunder, das sie sind, herstellen können. Oder wie ein Freund von mir es ausdrückte: »You may say I'm a dreamer, but I'm not the only one.«

Ihr Sieben-Minuten-Versprechen

Ich, _____, (Ihr Name), *verspreche,* für einen Zeitraum von mindestens vierzig Tagen sieben Minuten täglich meine »Sieben-Minuten-Meditation« durchzuführen.

Unterschrift:_____

Ich, Mark Whitwell, *verspreche,* dass sich auf diese Weise die Kraft, die in Ihnen lebt und atmet, durch Sie verwirklichen wird.

Mark Whitwell

Dank

Mein Dank gilt dem gesamten Weisheitserbe der Menschheit, dem auch die *Promise Practice* entstammt und dem ich sie nun wieder zurückgebe – als ihr ureigenes, uraltes und zugleich hochaktuelles Mittel zur Verwirklichung ihrer Ideale. Ich verneige mich in Ehrfurcht vor den großen – historischen wie modernen – Kulturleistungen aller Erdstriche, die nach Einsicht in die vollkommene Teilhabe an diesem großen Wunder, in dem wir uns wiederfinden, streben. Dies schließt jeden wahrhaft Suchenden, Heiligen, Weisen und Avatar ein, berühmt oder namenlos, ob Buddhist, Baha'i, Christ, Hindu, Moslem, Jude, Shintoist, Taoist, Sufi, ob Anhänger einer Naturreligion, des Schamanismus oder welcher Glaubensrichtung auch immer. Ich verneige mich vor all jenen, denen religiöse Dogmen nicht nur Machtmittel bedeuten, sondern, als Wege zum Wirklichen, echtes Herzensanliegen sind, und vor all jenen, die aus ihren eigenen guten Gründen die Sprache der Spiritualität hinter sich gelassen haben, aber dennoch Sehnsucht im Herzen tragen. Jeder von uns tut sein Bestes, um nach Hause zu kommen.

Ich danke meinem Freund Uppaluri Gopala Krishnamurti, dem »natürlichen Menschen« in seiner natürlichen Seinsform, den Erfüller der großen Tradition, und seinem gelehrten Freund Tirumalai Krishnamacharya. Gemeinsam gaben sie mir die Gewissheit, dass uns Gott so nah ist wie unser Atem und unsere Sexualität – dass die Vereinigung, nach der wir suchen, bereits stattgefunden hat.

Ich danke dem Team von Atria Books, das dafür gesorgt hat, dass dieses Buch in Ihre Hände gelangt, insbesondere Sarah Durand und Judith Curr, die als Erste die Bedeutung des *Versprechens* erkannt und sich dafür eingesetzt haben, dass es den ihm gebührenden Platz in der Welt erhält.

Ich danke meinem Freund Peter Occhiogrossi, der sich von Anfang an als »Geburtshelfer« um die *Promise Practice* verdient gemacht hat. Als er sie erstmalig auf einer Konferenz der Vereinten Nationen einem Publikum demonstrierte, das hinsichtlich seiner nationalen, kulturellen, ethnischen und religiösen Orientierungen kaum vielfältiger hätte sein können, stellte er fest, wie leicht es war, diese Gabe zum Wohle jedes Einzelnen weiterzureichen.

Ich danke meinen vortrefflichen Freunden Emmanuel Briand, Rosalie Chapple, Shelley Cowden, Bob Dolman, Kate Lamb und Jane Pike, die dieses Projekt so anteilnehmend, kompetent und umsichtig begleitet haben.

Weiterhin geht mein Dank an jene, die dieses Buch mit ihren persönlichen Erfahrungen bereichert haben, und an die vielen anderen, deren Berichte aus Platzgründen nicht mit aufgenommen werden konnten.

Schließlich danke ich meinen Lesern und den Millionen Menschen in aller Welt, die die Übung als Übende an andere weitergeben.

Videosequenzen

Zu den in Teil II des Buches (Kapitel 10 bis 13) beschriebenen Übungen sind über www.thepromise.com/resources auch Video-sequenzen abrufbar. Weitere, englischsprachige Publikationen und Apps von Mark Whitwell finden Sie auf www.heartofyoga.com.

your SEVEN THING
words

Christina Sell

YOGA DES HERZENS

Wie wir uns mit unserem Körper versöhnen können

Christina Sell zeigt, wie man mit Yoga zu einem natürlichen und vor allen Dingen wohlwollenden und positiven Verhältnis zu seinem Körper und damit auch zu sich selbst finden kann. Denn bei Yoga geht es nicht um perfekte Körperhaltungen, sondern um die Wahrnehmung von Körper und Geist und die Herzöffnung – im körperlichen wie auch im übertragenen Sinne.
Wer mit seinem Körper Frieden schließt, kann sein ganzes Leben verändern.

»... ein Juwel von einem Buch. Ein unaufdringliches Friedensangebot an den bösartigen Nörgler in unserem Inneren.«
Yoga Journal

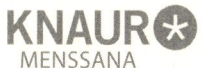

KNAUR✱
MENSSANA

Ulrich Ott

YOGA FÜR SKEPTIKER

Ein Neurowissenschaftler erklärt die uralte Weisheitslehre

Ulrich Ott verbindet Weisheit, Wissenschaft und Praxis des Yoga zu einem kompakten Basiswissen. Präzise erklärt er, warum Yoga als Körper-, Atem- und Bewusstseinsschulung so enorm wertvoll und wirksam ist. Für jeden dieser Bereiche erhält man viele anschaulich erklärte und sofort umsetzbare Übungen, die aufeinander aufbauen und optimal für Beginner sind.

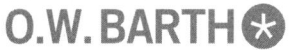

O.W. BARTH

Anna Trökes

DIE KLEINE YOGA-PHILOSOPHIE

Grundlagen und Übungspraxis verstehen

Anna Trökes führt in den Kosmos yogischer Philosophie ein und bietet erstmalig ein leicht zugängliches und übersichtliches Werk für alle Interessierten. Wer seiner Praxis mehr Hintergrund geben möchte, bekommt hier Geschichte und Grundideen der großen Weisheitslehre in einem Guss. Denn Yoga umfasst viel mehr als nur die bekannten Körperstellungen. Es ist ein Weg, der jeden zu seinem wahren seelischen Selbst führen kann.

Ein spannender philosophischer Begleiter für das ganze Yoga-Leben.

»Mit dem Buch ... hat Yoga-Expertin Anna Trökes ein Buch für alle geschrieben, für die Yoga mehr als nur ein Workout ist.«
brigitte.de

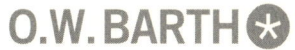

Alan Watts

WEISHEIT DES UNGESICHERTEN LEBENS

Der heutige Mensch will das Leben immer stärker planen und kontrollierbar machen. Er treibt einen unglaublichen technischen Aufwand, nur um sich sicherer zu fühlen. Doch dahinter steckt ein ängstliches Ich, das sich von der Welt bedroht fühlt. Alan Watts deckt all die fälschlichen Annahmen darüber auf, was man für die Realität hält. Er zeigt den Weg in eine tiefere Dimension des Bewusstseins, wo man dem Leben vollkommen offen und furchtlos zu begegnen lernt.

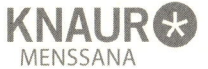

KNAUR ✦
MENSSANA